HISTOIRE
DES HÔPITAUX DE PARIS
EN QUATRE CENTS DATES

Collection Histoire de Paris
dirigée par Thierry Halay

L'Histoire de Paris et de l'Ile-de-France est un vaste champ d'étude, quasiment illimité dans ses multiples aspects.
Cette collection a pour but de présenter différentes facettes de cette riche histoire, que ce soit à travers les lieux, les personnages ou les évènements qui ont marqué les siècles.
Elle s'efforcera également de montrer la vie quotidienne, les métiers et les loisirs des parisiens et des habitants de la région à des époques variées, qu'il s'agisse d'individus célèbres ou inconnus, de classes sociales privilégiées ou défavorisées.
Les études publiées dans le cadre de cette collection, tout en étant sélectionnées sur la base de leur sérieux et d'un travail de fond, s'adressent à un large public, qui y trouvera un ensemble documentaire passionnant et de qualité.
A côté de l'intérêt intellectuel qu'elle présente, l'histoire locale est fondamentalement utile car elle nous aide, à travers les gens, les évènements et le patrimoine de différentes périodes, à mieux comprendre Paris et l'Ile-de-France.

Déjà parus

Thierry HALAY, *Paris et ses quartiers*, 1998.
J. Paul MARTINEAUD, *Une histoire de l'Hôpital Lariboisière*, 1998.
Michèle VIDERMAN, *Jean Ramponneau, Parisien de Vignol*, 1998.
Victor DEBUCHY, *La vie à Paris pendant le siège 1870-1871*, 1999.

ISBN : 2-7384-8213-9

Robert Vial

HISTOIRE DES HÔPITAUX DE PARIS EN QUATRE CENTS DATES

Les Blouses Blanches
de Charlemagne à Jacques Chirac

Éditions L'Harmattan
5-7, rue de l'École-Polytechnique
75005 Paris - FRANCE

L'Harmattan Inc.
55, rue Saint-Jacques
Montréal (Qc) – CANADA H2Y 1K9

DU MÊME AUTEUR

Moeurs, santé et maladie en 1789, Paris, Éditions Londreys, 1989.

Plaidoyer pour le préservatif, Paris, Association Educ'sida, Hôpital Bichat, 1993.

Chronologie de l'histoire de la médecine, Paris, Éditions Jean-Paul Gisserot, 1995.

Histoire des Hôpitaux de Paris sous l'Occupation, Paris, Éditions L'Harmattan, 1999.

Histoire de l'enseignement aux Hôpitaux de Paris, Paris, Éditions L'Harmattan, 1999.

INTRODUCTION

Vous intéressez-vous à l'évolution des faits historiques conduisant au proche XXIème siècle, aux conditions de vie de vos parents, grands-parents et lointains ancêtres, à votre généalogie sociale ? Comment bien comprendre le présent sans explorer le passé ?

Un indice de mieux en mieux mis en évidence pour situer la qualité de la vie est l'accès du plus grand nombre à la longévité, aux soins. Tandis que les guerres et les dictateurs tuent, les professionnels de la santé prolongent l'âge. La référence à Charlemagne et à Jacques Chirac ne doit pas vous surprendre, les choix de société ne sont-ils pas principalement ceux des hommes d'Etat, empereurs ou présidents ?

Qui dit longévité dit professionnels de la santé ; professions qui se sont développées lorsque les malades ont pu payer leurs soins eux-mêmes ou par des tiers-payants. Coïncidence ? N'est ce pas en grande partie à l'argent que la médecine doit ses progrès et que les populations lui sont redevables de la diminution de la morbidité ? Les pays pauvres ont peu d'hôpitaux, de médecins, d'infirmières, de directeurs, de présidents de commissions et d'assistantes sociales, d'où leur fort taux de mortalité. Cela choque. Etudier l'histoire de la santé et de ses institutions c'est regarder dans les porte-monnaies personnels et collectifs de tout un chacun. Mais les maladies ne se guérissent pas qu'avec des assurances.

Ce sont les professionnels qui ont la responsabilité de faire entrer dans la pratique les progrès des sciences de la vie (ou de l'Homme) de plus en plus diversifiées. A y regarder de près, la fonction personnel des entreprises, y compris des hôpitaux, dite aujourd'hui des "ressources humaines", celle du savoir, du geste, de la parole, de l'intelligence professionnelle, la principale à bien des points de vue, est subordonnée à deux banales logiques : le donnant-donnant et la qualification. Dès le Moyen-âge, les chirurgiens et les religieux viennent à l'hôpital par charité chrétienne bien sûr, plus encore, par motivation personnelle, ils se valorisent avec eux-mêmes. Les étudiants obtiennent diplômes, titres, honneurs et revenus ou modestes salaires. Les maîtres et les étudiants ont besoin de l'hôpital qui a besoin d'eux. Surtout, depuis le XIXème siècle, la population a besoin des équipements techniques et du savoir des équipes soignantes. A celles-ci de ne pas les décevoir.

La commémoration en 1999 par l'Assistance publique-Hôpitaux de Paris (AP-HP) de son Cent cinquantenaire ouvre l'opportunité de compléter la grande histoire de France par le rappel d'évènements venant du passé d'une institution exemplaire et unique dans le monde, de regarder en les démontant les mécanismes médicaux et financiers d'évolution de la grande entreprise. Ainsi que ceux des systèmes de soin, de fonctionnement des équipes hospitalières, médicales ou non, avec en ligne avancée les centres et instituts d'enseignement initial et continu.

Soit, avec la recherche, un grand réseau de tâches et responsabilités, d'unités de productions interconnectées, créatrices, organisatrices, exploratrices et formatrices, universitaires ou non.

Vous êtes cordialement invité à quelques minutes d'arrêt commenté sur quatre cents évènements marquants, percutants, de cette passionnante aventure qu'est la marche de la santé, du soin et des soignants allant du lointain passé au présent.

Bonne lecture, vous partez en compagnie de Charlemagne qui aurait, dit-on, "inventé l'Ecole". Vous allez repasser votre histoire de France, y voir plus clair sur deux des principaux problèmes de société : la santé élément de la vie et l'éducation élément de la compréhension. Vous entrerez dans le milieu médical et hospitalier des praticiens également enseignants mais aussi pour la période contemporaine vous entendrez parler de sociologie, de pédagogie et de management des entreprises. Rassurez-vous, il n'y aura pas d'interrogation écrite, elle reste à inventer, en QCM par exemple.

Chapitre 1er

Du IXe au XVe siècle

Les pauvres des campagnes et des villes. Maisons Dieu.
Moines enfermiers. Saints guérisseurs.
La dîme pour la charité. Lépreux.
Peste noire. Les barbiers opèrent.
Municipalités, corporations, Ordres religieux.
Vers le changement : l'imprimerie, l'anatomie,
les facultés.

- 806 - L'empereur Charlemagne. ÉCOLES, ACADÉMIE ET DÎME.

Charlemagne (742-814) laisse dans l'histoire des Carolingiens des lois, les Capitulaires. Il consulte en assemblée annuelle les évêques et comtes grands maîtres du pays. Ouvre avec le concours du moine anglais Alcuin (755-804) des écoles monacales dont le programme comporte des notions de médecine. Il fonde un collège de lettrés, l'Académie Palatine. En 806, au concile qu'il a réuni à Aix-la-Chapelle (royaume des Francs), la dîme est généralisée, dix pour cent des gerbes récoltées vont dans les granges des paroisses avec mission de venir en aide aux pauvres. L'empereur a pour projet de faire de l'Europe Occidentale un empire. Sa stratégie d'intégration est : la victoire de son armée, le droit écrit, la consultation de la noblesse, la culture contrôlée et l'Eglise. Où est la notion de démocratie ? Ces normes de société ont-elles marquées l'avenir ? Six à sept millions d'habitants vivent sur le territoire de la France (frontières actuelles).

- 1125 - A l'Hôtel-Dieu de Paris. INFIRMES ET INFIRMIÈRES.

Que faire face aux hordes de la misère et de l'infirmité qui espèrent le miracle promis, les plus valides partent pour Saint Jacques-de-Compostelle en Espagne ou pour Rome, prier sur le tombeau des saints martyrs dont ils espèrent, en remerciement, la protection ? La charité, léger pansement à la grande précarité, fait partie des missions d'évangélisation. Une distinction est faite entre l'hébergement des malades et celui des sans-abris. Nous sommes sous le règne de Louis IV le Gros (1081-1137), la capitale compte 50 000 habitants. A Paris, l'hospice de l'Hôtel Dieu a été ouvert selon la légende (jusqu'ici non vérifiable) en 651 sous le nom de Saint Christophe par Landry évêque de Paris : son existence est certaine en 829. En 1125, il a été reconstruit pour 900 sans-abris. Innovation, un dortoir est spécialement affecté aux infirmes. Où travailleront des soeurs de l'Ordre de Saint Augustin dont le premier monastère sera fondé à Venise en 1177 et ayant pour mission la "garde" des malades. Elles apprennent à panser, à soulager la souffrance, à ensevelir les morts en regardant faire leurs aînées. La guérison, peut aussi venir, croit-on, des sources votives héritées de la Gaule celtique ; il en a été recensé plus de 1000 en France.

- 1135 - Foyers culturels. LICENCE D'ENSEIGNER.

La liberté d'idées est "encadrée" par d'intangibles certitudes spirituelles diffusées par les moines, enseignants religieux. Dans quelques foyers culturels, les écolâtres, inspecteurs des écoles, accordent sur examen la capacité d'enseigner, diplôment. Les contenus des cours sont surveillés, ils ne doivent pas être contestables ; le théologien Pierre Abélard (1079-1142), est condamné par les évêques pour avoir écrit : "N'emploie jamais la contrainte pour amener ton prochain à la croyance qui est la tienne" (Oui et Non). Le moine franciscain Roger Bacon (1214-1294) passe quatorze années de sa vie en prison car il a demandé que ne soient pas confondues vérité et idéologie, il s'est montré indiscipliné.

- 1163 - Nous sommes compagnons. BARBIERS, MÉDECINS-PHARMACIENS.

L'économie artisanale et commerciale se développe, avec elle, le profit et les émissions de monnaies ; dans les villes, artisans et marchands de plus en plus nombreux s'organisent en confréries de métiers, associations d'amitié, de soutien, protectrices d'intérêts, de défense, fixant normes, prix et conditions d'exercice. Les rois maintenant capétiens les protègent, leur accordent reconnaissances, chartes et privilèges. Les corporations commencent à faire contrepoids à la puissante féodalité possédant terres et paysans serfs. L'Edit royal de Tours accorde aux barbiers le privilège de la chirurgie. Le statut d'Arles réglemente les médecins-pharmaciens. Est instituée en 1260 la Confrérie des chirurgiens. Tous les confrères honorent leur Saint Patron, la chirurgie est placée sous le patronage de Saint Côme. Les maîtres emploient des apprentis logés et nourris. Le jury de maîtrise corporative des chirurgiens-barbiers est présidé par un médecin. S'établit une hiérarchie de diplômes. Les diplômés vouent grand respect à leur patron d'apprentissage créant un lien patriarcal. Les maîtres sont aussi respectés dans la société, les titres et habits ayant un effet valorisant.

- 1253 - L'enseignement de la médecine à Paris. MANUSCRITS ANTIQUES.

Depuis cent ans, la capitale a sur la Montagne Sainte Geneviève ses universités, ses élèves et ses universitaires. La médecine est enseignée à Montpellier (1137), aussi dans le monde arabe (Cordoue, Baghdad, Le Caire) et en Italie (Salerne, Bologne). A Paris l'enseignement de cet art commence en 1253. Une structure scolaire, la faculté de médecine, est créée en 1391. Les professeurs lisent en chaire les manuscrits de l'Antiquité grecque et romaine, les écrits d'Hippocrate et de Galien. Ne les remettent pas en cause. Tout l'enseignement se fait en latin. Les élèves apprennent par coeur ; récitent aussi la géométrie, l'astronomie, la physique, mais également la dialectique et l'art de raisonner. Six ans d'école permettent d'obtenir une licence et huit une maîtrise. Jusqu'en 1398, le célibat est exigé des écoliers qui resteront uniquement masculins pendant encore 500 ans.

- 1260 - Séquelles des croisades, les Quinze-vingts. MENDICITÉ.

La Cité de Paris sort de ses enceintes, des Ordres religieux occupent une grande partie de son territoire. Leur principale mission est de partager la souffrance physique et morale des pauvres en les secourant. Ces services nécessitent une nombreuse main d'oeuvre ; des générations de jeunes filles seront soeurs. Le roi Louis IX (Saint Louis, 1214-1270) a participé aux "croisades", expéditions punitives menées par les chrétiens "d'Occident" contre les musulmans "en Terre Sainte", il a porté les armes lors de la septième campagne (de 1249 à 1254) et de la dernière dont il ne rentrera pas. En reconnaissance de leurs services, il avait financé à Paris en 1260 sur le Trésor royal un hospice des Quinze-vingts pour l'hébergement de croisés victimes d'ophtalmies. Les trois cents aveugles mendient pour l'hospice. Le social est subordonné à l'argent de la compassion, de la pitié, du rachat des âmes, oboles parfois versées par crainte de la damnation en enfer, qu'est devenue la dîme ? Rien de très original. Avec toutefois une contrainte, les hospices ne peuvent en application des vertus chrétiennes procurer des profits aux chanoines les gérant : ces biens sont moralement inaliénables, invendables.

- 1271 - En ville, le médecin et son apothicaire. FILIÈRE SOIN.

En 1300, sont installés à Paris : 6 médecins, 27 apothicaires et 151 chirurgiens-barbiers. Ainsi que des sorciers et rebouteux. La France de Philippe IV le Bel (1268-1314) compte 14 millions d'habitants et la capitale environ 150 000. Le médecin prescrit, ordonne à l'apothicaire. Dans son échoppe celui-ci broie plantes, corps chimiques, substances animales, fabrique tisanes, baumes, électuaires et sirops et les administre en présence du médecin. Il peut appliquer seul les potions courantes (vulgaires). A partir de 1327, à Paris, les apothicaires prêtent chaque année serment devant la jurande des médecins. Honneur juré vaut qualification. La position des médecins qui disent et croient savoir comment apaiser la douleur est au sommet des professions de santé ; les soignants du peuple sont les charlatans, au mieux les chirurgiens-barbiers.

- 1332 - L'hospice d'enfants du Saint Esprit. LA PESTE NOIRE. LES GRANDES MORTALITÉS A L'ORIGINE DES FAMINES.

Première distinction entre hospice d'enfants et hospice d'adultes. Est ouvert place de Grève, un hospice du Saint Esprit où sont recueillis orphelins et enfants abandonnés, le but de l'hospice est surtout d'éviter les infanticides, il n'est pas médicalisé. Les épidémies font plus de morts au sein de la population que la dévastatrice guerre de Cent ans qui débute. Mais une forte natalité continue à faire monter la courbe démographique malgré les périodes de forte mortalité. La peste noire sans frontière, la "Grant mort", dont la cause est ignorée décime 60 à 80 % de la population de l'Europe et de l'Asie. Les pestiférés sont enterrés par les Carabins de Saint-Côme. Les campagnes sont en friches faute de main d'oeuvre. D'où les famines. La peste fait à Paris, en 1349, 50 000 morts.

- 1353 - Chirurgiens "maîtres" hospitaliers. COMPAGNONS ET PROFESSEURS.

A la chirurgie plus qu'à la médecine sont dus les progrès du soin. L'Hôtel Dieu de Paris devient le lieu de formation des chirurgiens. Où mieux apprendre à observer, à s'entraîner à faire, à interroger et à s'interroger, à manier le scalpel, qu'en allant d'un lit à l'autre ? A l'Hôtel Dieu exercent maintenant un "maître" chirurgien hospitalier et ses "compagnons" gagnant maîtrise. Ils apprennent les gestes. Les chanoines de Notre-Dame gérant l'hospice ne peuvent qu'apprécier les services rendus gratuitement par les élèves apprentis chirurgiens sous la pratique du compagnonnage associatif. Les infirmiers dans les salles d'hommes et les infirmières dans les salles de femmes nettoient les plaies, lavent les pieds, les mains, les cheveux, distribuent les tisanes, les soupes, font le ménage, tout le travail ; la Principale de la Communauté recrute novices et laïcs, les soeurs surveillent tout y compris les pratiques de leur culte dont elles assurent les offices, chaque dortoir est doté d'un oratoire.

- 1437 - Johannes Gutenberg. LE LIVRE POUR DIFFUSER LES SAVOIRS.

Découverte d'un avenir pédagogique prodigieux, celle de l'édition imprimée attribuée à Gutenberg (1399-1458). Elle est la première technologie "performante" de la communication mettant fin aux manuscrits. Editer est un moyen de diffuser ses travaux, ses hypothèses fondées ou non. Le savoir se renouvelle et se transmet, grandit par le livre. Les moines copistes vont se reconvertir. La venue du livre imprimé provoque aussi des questions de caractère politique ; les rois, la noblesse civile et religieuse vont s'interroger : le menu peuple doit-il savoir lire ? Comment apprendre à lire ? Le livre ne freine-t-il pas l'imagination créative et critique, le développement manuel ? En 1539, l'ordonnance de Villers-Cotterets (Aisne) fait du français l'unique langue officielle, ce qui facilitera la communication écrite, la mobilité interrégionale et scellera l'unité politique et culturelle du pays. L'attachement aux particularités provinciales persistera. Les paysans restent aux patois et les médecins restent au latin. Les presses à imprimer, le commerce du livre, les droits d'auteur, les imprimeurs vont être les ferments du développement culturel et technologique de l'humanité.

- 1478 - Léonard de Vinci, Nostradamus. ANATOMIE ET ASTROLOGIE.

Erreur en anatomie, les savants de l'Antiquité qui n'ouvraient pas les cadavres se sont trompés, ils ont presque tout faux. Par l'anatomie, science exacte, la chirurgie et la médecine accomplissent leurs premiers vrais progrès ; le plus grand anatomiste du siècle est le chirurgien Belge André Vésale (1514-1564), il enseigne comme professeur à la faculté de médecine de Padoue (Vénétie). La nouvelle logique scientifique sur dissection est incontournable. Dès 1376, des ouvertures de cadavres (de condamnés à mort) ont lieu à Montpellier. L'Eglise a levé son vieil interdit sur les autopsies. Le dessin, le graphisme entrent alors en pédagogie anatomique, l'enseignement se fait par le dessin, l'image mais principalement en assistant aux autopsies. Sont encore à voir les superbes planches anatomiques du célèbre peintre florentin, Léonard de Vinci (1452-1519). Premiers grands changements en savoir médical mais non les derniers. Intervient le contre feu de la résistance au changement. En 1540, selon Michel de Notre Dame dit Nostradamus (1503-1566), c'est la volonté de Dieu, auteur spirituel de tous les faits, qui explique les maladies par la punition et leur guérison par le miracle "déiste". Intervient également la vogue de l'astrologie médicale attribuant aux astres les dérèglements de santé.

Chapitre 2

Les XVIe et XVIIe siècles

La gazette pour savoir. 80% d'illettrés.
La vogue du clystère. L'enfermement des pauvres de Paris.
Chirurgie de guerre. Circulation sanguine.
Caisses des mines. Malpropreté.
Former les sages-femmes. Ouvrir des hôpitaux.
Académies. Méthode expérimentale.

- 1505 - Les Bureaux de notables hospitaliers. PAR LA VOLONTÉ DU ROI.

Les hôpitaux de Paris deviennent sans le savoir des "personnes morales" de droit public, ne sont plus des établissements ecclésiastiques privés. Ils entrent dans l'économie administrée par les instances politiques du pays sous l'autorité du roi. Peut-on améliorer le fonctionnement des hospices en surveillant rigoureusement l'utilisation de leurs ressources, la dépense ? Le roi Louis XII dit dans l'histoire le Père du peuple (1462-1515) et protecteur de Paris privilégie le pouvoir municipal, il retire aux chanoines de Notre Dame le temporel de l'Hôtel Dieu (arrêté du 12 mai). Grand changement institutionnel, l'hôpital sort du pouvoir du clergé ; la toute puissance de la papauté est de moins en moins compatible avec la monarchie absolue. La réforme responsabilise 12 notables désignés par les échevins et le prévôt des marchands sous le contrôle du Parlement de Paris, haute juridiction investie d'un droit général de contrôle des institutions. Ce plus communal n'est pas propre à la France, en 1546, Henri VIII d'Angleterre (1491-1547) retire à une Congrégation anglaise, celle des Augustins la gestion des hôpitaux de Londres pour la confier au lord-maire. Le siècle est celui de l'octroi en Europe des chartes et libertés communales sous tutelle, des villes franches, de l'extension des pouvoirs locaux de la bourgeoisie grandissante s'exerçant sur le critère du droit l'attribuer des charges financées sur l'impôt. Cette réforme "institutionnelle" de nature politique n'est pas perçue par les parisiens, le service des dortoirs de l'Hôtel Dieu continuant à être assuré par les soeurs Augustines, surveillantes.

- 1530 - Ambroise Paré, François Rabelais. NOUVELLE CHIRURGIE, THÉÂTRES.

Les chirurgiens comme les chirurgiens barbiers et les rebouteux tentent de réparer les blessures et les luxations. Premiers progrès des pratiques opératoires encore que très rudimentaires, progrès dus à l'hôpital et aux guerres. Le célèbre chirurgien Ambroise Paré (1510-1590) accompagne pendant trois ans le maître chirurgien dans les dortoirs de l'Hôtel Dieu de Paris, l'aide, apprend son métier en pratiquant. Après lui, la chirurgie ne sera plus la même. Premier chirurgien du roi Henri II (1519-1559) et de ses trois fils, il découvre la ligature d'artères expérimentée sur les blessés des guerres d'Italie. La chirurgie des champs de bataille permettra jusqu'aux temps modernes d'apprendre et de progresser. Les blessures dues aux nouvelles armes à feu diffèrent de celles des armes blanches. En 1538, à Lyon, le célèbre prêtre bénédictin, François Rabelais (1494-1553), humaniste, professeur d'anatomie et médecin de l'Hôtel Dieu de la ville, réalise une dissection en public. Se créent des théâtres d'anatomie à gradins. L'un d'eux est ouvert à Paris en 1551. Désir de connaître son corps. Vogue du théâtre, moyen de répondre à la curiosité en montrant et en regardant faire le chirurgien. Présentation de visu de malades aux étudiants, de cas concrets.

- 1544 - François Ier. ALTERNATIVE, LE SECOURS À DOMICILE.

Se développe l'administration royale et sous son aile l'administration communale, les corps constitués de notables locaux s'ajoutant aux gens de cour, les uns et les autres de plus en plus nombreux. La royauté affirme son absolutisme ; en 1516, par le Concordat de Bologne, le roi François 1er (1494-1547) a réglé ses rapports avec le souverain pontif. Désormais, le monarque nomme à tous les "bénéfices" civils, militaires et religieux du royaume, charges, faveurs, offices, parlements, prévôts et intendances ; le pape accorde l'investiture spirituelle aux archevêques et évêques. Pour le roi, l'avantage est double, il renforce son autorité sur ses vassaux en nommant les bénéficiaires de charges royales et améliore la levée d'impôts qui alimentent son Trésor, tout en enrichissant sa famille. Paris grandit, la ville compte maintenant 300 000 habitants. Les moyens de police sont inexistants. Les mendiants font peur. Seuls existent pour l'hébergement des sans-logis et malades, les Quinze-vingts et l'Hôtel Dieu. François Ier crée par un édit du 16 novembre 1544, en alternative sociale et en complément à l'hospitalisation, le Grand Bureau des pauvres (ou Aumône générale). Institution administrée elle aussi sous le contrôle du Parlement de Paris par des notables bourgeois désignés par la municipalité. Distribution de soupe et de vieilles fripes à des milliers de sans travail et logis dont beaucoup de migrants des campagnes voisines lors de l'envol des prix du blé, surenchérissement dû aux intempéries, aux épidémies et aux guerres. Début des structures civiles d'assistance à domicile communale.

- 1550 - Prévôt municipal de santé. FACE À LA GRANDE MALPROPRETÉ.

Les professeurs de la Faculté de médecine diplôment peu. Seulement 72 docteurs en médecine exercent à Paris. Ils sont notables de la ville, chacun d'eux a ses armoiries de noblesse. Les maîtres chirurgiens sont exceptionnellement anoblis, ils sont comme les apothicaires seulement bourgeois marchands. Après la saignée, une technique de soin est inventée, le clystère. Les médecins en longue robe noire prescrivent aux rois, aux nobles et bourgeois les lavements donnés par les apothicaires. Dans les campagnes, les soignants sont toujours les barbiers et les empiriques dont les maréchaux-ferrants, les jeteurs de sort et désenvoûteurs et parfois les curés. Les barbiers-chirurgiens tiennent échoppe dans les gros bourgs, font des tournées dans les villages et grandes fermes pour opérer, arracher les dents. La pollution de l'eau des mares, les rats et insectes, les lits à plusieurs places sont des faits courants y compris dans les hospices avec quelques exceptions, tel le riche hospice de Beaune (Côte-d'Or) construit en 1443. Mais tout le monde ignore les conséquences de la malpropreté, l'origine des fièvres mortelles est inconnue. En 1562 la redoutable et redoutée peste fait cette fois 68 000 morts à l'Hôtel Dieu de Paris. La municipalité prend conscience de la possibilité de lutter contre la malpropreté, elle crée une fonction de prévôt en santé.

- 1600 - La reine Marie de Médicis. BÂTIR DES HÔPITAUX.

Nous arrivons au premier véritable tournant de l'histoire des hôpitaux dans la capitale. Le roi Henri IV le Grand (1562-1610) et la reine Marie de Médicis (1573-1642) sa seconde épouse, sont les premiers grands bâtisseurs hospitaliers. Ayant à la fois abjuré le protestantisme et rétabli la paix religieuse (Edit de Nantes, 1598), le souverain fait de la charité un atout politique d'Etat ce qui est nouveau. Huit établissements d'accueil des pauvres et malades sont ouverts à Paris et annexés à l'Hôtel Dieu ou au Grand Bureau des pauvres. Tous dotés d'une ou plusieurs infirmeries où sont regroupés les malades à visiter. Ouvert avant leur règne en 1554, l'hospice des Petites maisons du Grand Bureau des pauvres comprend une infirmerie de 150 lits (futur Corentin Celton, après transferts).

- 1601 - La Charité financée par le sel. LES RELIGIEUX PRATICIENS.

Second établissement parisien consacré principalement au soin avec le vieil Hôtel Dieu, est créé l'hôpital Saint Jean Baptiste de la Charité. Doté de 200 lits, il est financé par l'impôt sur le sel (la gabelle) et placé sous l'autorité du roi. Les frères Saint Jean de Dieu, desservants, font de la chirurgie, assurent sans formation universitaire et label corporatif la totalité des soins médicaux et infirmiers, lesquels ne sont pas distincts. Les Frères se transmettent des techniques opératoires mises au point empiriquement, ceci malgré l'interdiction faite par l'Eglise aux religieux de verser le sang. Guérissent-ils ? Quel était leur pourcentage d'échecs ? Progrès de caractère humanitaire, pendant la guerre d'Espagne, le roi Henri IV fait ouvrir un hôpital de campagne ; les Frères de la Bonne mort portant une croix de couleur rouge, soignent les blessés. Premiers ambulanciers.

- 1604 - Une Caisse du travail dangereux. PERTE DE PRODUCTION.

Un problème d'économie sociale est fort ancien : comment rendre les ouvriers le plus productifs possibles au moindre prix ; la réponse n'a rien d'original : il faut les faire travailler toute la journée et parfois même la nuit, employer de préférence des femmes et des enfants peu payés, les peu nourrir et mal loger. Première mesure sociale à finalité économique répondant à la question : comment encourager l'embauche dans les mines de charbon qui se multiplient et où le travail peu motivant car extrêmement pénible et dangereux est effectué par des ouvriers sous alimentés toujours dans un état d'extrême fatigue et travaillant du lever du jour à la nuit ? En secourant les accidentés mais avec l'espoir qu'ils retravailleront. Financement d'un fonds de secours minier, dans ce but : 1/30ème des recettes des mines doit être mis à part pour payer un chirurgien, l'achat de remèdes et remercier le prêtre administrant les sacrements. Base juridique, un édit du roi Henri IV. Embryon de Sécurité sociale et de législation des accidents du travail ?

- 1606 - Le Sanitat Saint Marcel, RECONVERSION. Saint Louis, CRÉATION.

Que faire des bâtiments désaffectés des léproseries ? Sans que personne sache pourquoi, la lèpre a perdu de son intensité en Europe, les locaux des maladreries, établissements d'enfermement non médicalisés (2 000 en France), sont disponibles, la voie qui y mène à l'extérieur des villes prendra nom de rue de l'hôpital qu'elle a toujours. Les maladreries tombent en ruines ou deviennent des fermes, certaines sont reconverties en hospices. Le Bureau des notables de l'Hôtel Dieu de Paris acquiert la Commanderie Sainte Valère, ancienne maladrerie dirigée par un commandeur religieux ; il en fait sur la rive gauche de la Seine le Sanitat Saint Marcel ouvert seulement en désencombrement de l'Hôtel Dieu où l'hiver et en période d'épidémie s'entassent les moribonds. N'embaucher du personnel que lorsque l'hôpital est surchargé de malades est une nécessité de rigueur financière sinon de logique. D'où la précarité des emplois du personnel laïc. En 1616, est ouvert sur la rive droite du fleuve, Saint Louis, second hôpital de désencombrement temporaire de l'Hôtel Dieu. Construit sur les plans de l'architecte Claude Vellefaux, il demeure pendant 250 ans, le plus bel hôpital de Paris. Première conception architecturale hospitalière.

- 1612 - Notre Dame de la Grande Piété, Scipion-Sardini. LES HOSPICES DE VIEILLARDS.

Après les infirmes et les enfants abandonnés, les parisiens âgés errants sont regroupés en "hospices". Fondation par le Grand bureau des pauvres dans le quartier Saint Victor, de l'hospice Notre Dame de la Piété pour l'hébergement des vieillards sans ressources. La même année, le même Grand bureau loue, également pour les vieillards, l'hôtel particulier Scipion-Sardini, quartier Saint Marcel. Les structures administratives publiques, l'Hôtel Dieu et le Grand Bureau des Pauvres, utilisent dès lors leur savoir faire gestionnaire et créateur pour se développer. Est-ce cette concurrence civile qui amène des congrégations religieuses à ouvrir en 1653, l'hospice Saint nom de l'Enfant Jésus et en 1659, la maison de retraite Sainte Périne ainsi que de nombreux petits établissements de quelques lits ?

- 1617 - Saint Vincent de Paul. AVOIR DE BONS CONTACTS AVEC LES PAUVRES.

Quel comportement avoir à l'égard des pauvres que l'on secourt ? Grand essor des congrégations religieuses. Vocation mais aussi petite formation des jeunes novices avant qu'elles prononcent leurs voeux, pendant leur temps de probation. Sainte Louise de Marillac (1591-1662) fonde avec Vincent de Paul (1581-1660) la Société des Dames de la charité servantes des pauvres, soeurs de Saint Vincent de Paul. Les novices apprennent à avoir de bons contacts avec les indigents. Aussi, à comprendre les ordonnances des médecins et à être capables de faire les soins prescrits. Savoir faire manger, assurer les toilettes, entretenir le linge et les locaux. Création également de l'Ordre de la Sagesse et des Soeurs de la Miséricorde ayant pour mission l'aide aux victimes de la misère.

- 1618 - Louise Bourgeois. DE LA MATRONE À LA SAGE-FEMME.

Initiative particulièrement innovante : une sage-femme tente de former des sages-femmes. Le plus grand drame de société demeure la mortalité des mères et des enfants lors de l'accouchement, domaine des matrones. La renommée de celles-ci, souvent bénévoles, est liée davantage à l'embarras des familles face à une délivrance qu'à leurs certitudes erronées dues à la transmission familiale de pratiques ; les médecins et chirurgiens ne se mêlent pas de l'accouchement des pauvres, préfèrent-ils laisser le risque aux matrones et sages-femmes, auraient-ils fait mieux ? Les femmes appartenant au petit peuple pouvaient-elles payer leurs honoraires ? La réponse à ces décès pourrait-il être la formation des accoucheuses ? L'une d'entre-elles, Louise Bourgeois, auteur d'ouvrages d'obstétrique en est convaincue, elle donne à l'Hôtel Dieu des cours aux accoucheuses du dortoir spécialisé distinct des infirmeries ; dès 1621, Jacques Guillemeau chirurgien, élève d'Ambroise Paré, publie : "De la grossesse et de l'accouchement des femmes" et en 1677, son fils, Charles, fait éditer un manuel d'accouchement : "L'école méthodique des sages-femmes ou de l'instruction familière". Il s'agit des toutes premières tentatives d'actions de perfectionnement en cours d'emploi à l'hôpital.

- 1626 - La botanique. THÉORIE ET PRATIQUE EN JARDIN.

Les plantes, la botanique, l'herboristerie, sont les principaux remèdes médicaux efficaces et de plus, peu coûteux. Création à Paris du Jardin des apothicaires (Jardin des plantes) où sont donnés des cours sur l'usage médical des plantes. Il faut savoir les reconnaître, ce qui suppose une formation pratique, d'où le Jardin botanique. En1675, le médecin et chimiste Nicolas Lémery (1645-1715) publie un Cours de chimie et un Dictionnaire des drogues. En 1637, la Faculté de médecine de Paris établit une liste des remèdes médicaux à connaître. Objectif : déterminer ce que les médecins doivent savoir en pharmacie, donc ce que la Faculté doit enseigner aux étudiants. Début du listage du savoir à acquérir à partir des pratiques. La corporation des apothicaires marchands de plantes et de remèdes s'affirme distincte de celle des épiciers.

- 1628 - Circulation sanguine. DES CERTITUDES ET CROYANCES OBSOLÈTES.

Première grande découverte anatomique : la circulation sanguine. Les saints supposés guérisseurs de la souffrance des rois et du petit peuple ainsi que la médecine de l'Antiquité perdent du terrain mais conservent des défenseurs. Le coeur pour les médecins "modernes" cesse d'être le centre des sentiments et le foie le réservoir du sang comme l'enseignent alors les professeurs des facultés. Découverte par le médecin anglais William Harvey (1578-1657) de la circulation sanguine ; elle est qualifiée par le doyen de la Faculté de médecine de Paris, le professeur et écrivain Gui Patin (1602-1672), de "fausse, impossible, inintelligible, absurde et nuisible à la vie de l'homme". Les progrès scientifiques vont, en s'accélérant, bouleverser les savoirs des médecins et chirurgiens nécessitant une mise à jour permanente de leurs connaissances. Et chaque fois : soulever les réactions d'opposants inaccessibles au changement de leur conditionnement intellectuel. Evidence : une formation continue est indispensable mais se heurte aux certitudes apprises, elle ne viendra à l'idée des philosophes que dans 150 ans.

- 1632 - Les cancres. PUNITION, RÉCOMPENSE. UNE MAIN DE FER.

Comment se faire obéir, ramener la discipline ? Faire peur pour l'exemple en punissant. Selon les méthodes pratiquées par les éducateurs et les familles depuis toujours, le châtiment corporel, la honte sont leurs auxiliaires privilégiés, ils punissent. Pédagogie du redressement moral, de l'Ordre moral. Elle s'appuie sur la blessure corporelle et mentale vexatoire, fessées notamment, peur d'en recevoir, l'humiliation, le bonnet d'âne, elle sanctionne. La crainte serait le commencement de la sagesse laquelle commanderait l'obéissance. La société a depuis toujours sécrété ses détenteurs du pouvoir de punir (ou de récompenser) et ses punis (ou récompensés). Sélection en blanc et noir. A Paris, la léproserie Saint Lazare est acquise par Saint Vincent de Paul, il y installe une Ecole de formation des religieux en séminaire ainsi qu'une Maison de correction, de redressement des enfants mis en pension par leurs parents. Partout doit régner l'obéissance aux supérieurs, elle est considérée comme le fondement de la vie en société.

- 1634 - Les Incurables. À MÉDECINE DIFFÉRENTE, HOSPICE DIFFÉRENT.

Première distinction entre court et long "séjour" du malade à l'hôpital. A besoins médicaux différents, moyens d'hospitalisation différents. L'Hôtel Dieu fait édifier en le finançant par des donations un hôpital des Incurables femmes pour vieillards et indigents déclarés inguérissables par le médecin ou le chirurgien (futur hôpital Laënnec). Premier transfert de malades pour raison médicale. Tri médical mais également social. En outre, les meurtrières guerres civiles et européennes avec leurs blessés et invalides deviennent l'une des raisons d'être des hospices que les rois ouvrent pour accueillir leurs soldats victimes des combats. Fondation royale de la Commanderie Saint Louis dans les bâtiments du château de Bicêtre pour loger, nourrir et "médicamenter" les soldats victimes des guerres.

- 1635 - La Gazette, les dictionnaires. DIFFUSER LA CULTURE.

La Gazette de France, premier journal d'information, est publiée en 1631 par un médecin de la Faculté de Montpellier, Théophraste Renaudot (1586-1633). L'information générale commence à circuler. En 1633, le chirurgien anglais Bradwel rédige un livret des premiers secours. Richelieu (1585-1642), cardinal et premier ministre de Louis XIII, établit les statuts de l'Académie Française. Les académiciens, humanistes, savants, écrivains appartiennent à l'élite nobiliaire de robe avec l'auréole de gens de lettres. En 1694, ils publient leur premier dictionnaire. Les dictionnaires deviennent les livres de référence de toute la culture et vont demeurer de grands témoins de l'histoire.

- 1637 - René Descartes. LA VÉRITE SCIENTIFIQUE EN MÉTHODE.

Premier indice de la volonté de progresser rationnellement dans les sciences par la recherche d'une méthode. Comment découvrir et progresser vers la vérité ? Le philosophe et mathématicien René Descartes (1596-1650) publie le "Discours de la méthode pour bien conduire sa raison et chercher la vérité dans les sciences". A partir de 1666, la recherche se fera en institution ; création par Colbert (1619-1683), Secrétaire d'Etat à la fois centralisateur et protecteur du commerce, de la marine et de l'industrie, de l'Académie royale des sciences. Y est enseignée l'anatomie nouvelle mais les professeurs de la Faculté de Paris la refusent toujours car elle met en cause, en ne répétant pas les savoirs antiques qui sont les leurs, le prestige attaché à leurs titres donc à leur personne, à leur rang social.

- 1638 - Les Enfants trouvés de la Grande Piété. ÉLEVER, INSTRUIRE, PEDIATRIE.

Est-il tolérable que des enfants naissent en ville comme dans les campagnes en dehors du mariage ? La crainte du qu'en dira-t-on, de la mise à l'index, l'intolérance morale à l'égard des naissances hors de la bénédiction religieuse, expliquent, autant que la misère, les abandons redoublés de nouveau-nés non souhaités et perdus sous le porche des églises. Comment faire oeuvre humanitaire ? Saint Vincent de Paul fonde pour les accueillir, l'hôpital des Enfants trouvés du faubourg Saint-Antoine. En 1656, l'hospice de la Grande Piété du faubourg Saint-Marceau sera rattaché à l'Hôpital général pour être consacré à l'hospitalisation des enfants pauvres. Initiative en avance sur son temps, cet établissement comporte une classe d'instruction élémentaire.

- 1656 - Mazarin, Louis XIV. PÉDAGOGIE DU RENFERMEMENT (des mendiants oiseux).

Dix pour cent des parisiens mendient, 40 000 sur 400 000. Création par Mazarin (1602-1661), cardinal et principal ministre, successeur de Richelieu, d'un Hôpital général de Paris, géré lui aussi par un Bureau hiérarchisé de notables, distincts de ceux de l'Hôtel Dieu et du Grand Bureau des pauvres. L'établissement a pour rôle : l'enfermement des mendiants. L'Hôpital général comprend deux hospices principaux, la Salpêtrière pour les femmes (ex arsenal, dépôt de salpêtre, poudre à fusil) et Bicêtre pour les hommes (ex Commanderie Saint Louis). L'édit de 1656 ne prévoit qu'un médecin par établissement, les malades devant être brancardés à l'Hôtel Dieu. Il y a maintenant à Paris trois Bureaux de notables gérant l'argent des pauvres : la fonction n'est pas toujours innocente, elle peut conduire à une promotion sociale rapide par pots de vin interposés sur les achats et ventes ; l'argent public brûle facilement les mains de quelques "administrateurs".

- 1662 - Le grand ministre Colbert. MAIN D'OEUVRE NON PERFORMANTE

Colbert qualifié par des historiens, peut-être un peu flatteurs, de ministre le plus novateur de tous les temps, successeur de Mazarin, organise le service de santé de la marine, équipe un navire hôpital. Il autorise l'ouverture d'ateliers dans les Hôpitaux généraux et hospices afin de favoriser la production nationale et d'améliorer les finances de ces établissements. La main d'oeuvre est peu coûteuse mais, sans formation ni motivation, la productivité des pauvres mis au travail est médiocre. Aménagement principalement d'ateliers de draperie et couture. Origine dans certaines régions d'une industrie textile active (Normandie). Par contre est appréciée la création de la première Caisse de retraite dont sont bénéficiaires les gens de mer, en remerciement des services rendus à l'Inscription maritime en assurant la police de la navigation et de la pêche. Le but est de recruter des policiers espérant devenir petits rentiers.

- 1666 - Travaux scientifiques. ACADÉMIE ET ACADÉMICIENS

Les machines, les technologies avec la force de l'eau et du vent entrent en société. La boussole, le thermomètre, le baromètre, le microscope sont découverts et bientôt la machine à vapeur. Comment faire progresser la science ? En créant des structures de recherches. Sous l'égide de Colbert est instituée l'Académie des sciences de Paris, institution devenue royale en 1699 ; réunion de savants français et étrangers donnant leur avis de conseil et d'évaluation critique, notamment sur l'application pratique des découvertes scientifiques au bénéfice des citoyens. Dès le siècle suivant commencent les études de l'Académie sur l'aménagement pratique de la capitale pour améliorer la vie des citoyens et réduire les pollutions, (adduction d'eau potable, déplacement des hôpitaux, éclairage, etc...). L'Académie se dote d'une importante bibliothèque accumulant les études, projets, rapports, herbiers, maquettes de machines, etc..., dont la connaissance est utile aux "scientifiques" ; aussi : précieuse mémoire de l'évolution des sciences, la bibliothèque Mazarine est ouverte. Les académiciens sont les premiers experts nationaux mais la création de l'Académie n'est-elle pas aussi à l'origine de la course aux titres compétitifs "flatteurs" et jalousés entérinant des vérités scientifiques non définitives et figeant le savoir diffusé dans un académisme traditionnel et théorique ?

- 1670 - L'hôpital militaire des Invalides. TRÈS BONNE ORGANISATION DU SOIN.

Premiers éloges de la qualité hospitalière due à la répartition des malades en salles spécialisées par pathologie. Création à Paris fondé par Louis XIV le Grand (1638-1715) de l'hôpital des Invalides pour 500 malades et 7 000 soldats et anciens soldats. L'hôpital est divisé en 15 infirmeries où sont isolés : vénériens, cancéreux, scorbutiques, blessés fiévreux, fiévreux putrides, etc. Cette répartition des malades sous le signe de l'isolement témoigne des progrès de la médecine et annonce la spécialisation. Dans une société de classes, les officiers et les soldats ne partagent cependant pas les mêmes dortoirs ; première hospitalisation à deux vitesses ? En 1682 est ouvert à Londres le Royal Hospital construit sur le plan des Invalides.

- 1670 - Le Magasin général de l'Hôpital général. ACHATS EN GRANDE QUANTITÉ.

Initiative d'achats "en gros" à moindre prix rendue possible par la dimension de l'entreprise : Hôpital général de Paris. A la fois pour réduire ses coûts et stocker, il crée un Magasin général. La Maison Scipion devient boulangerie, boucherie et chandellerie. Buts : optimiser les coûts moindres et faire des réserves notamment de blé pour mieux passer les années à récoltes médiocres, l'explosion des prix et les famines qu'ils entraînent. Contrer ainsi les aléas d'une économie libérale par une économie administrée en stocks et régie. Aussi, peut-être sans le savoir, consolider l'institution en rendant les établissements solidaires, dépendant des magasins généraux qui achètent pour eux et les ravitaillent. Grands consommateurs de produits hôteliers puis pharmaceutiques, les gestionnaires des Bureaux hospitaliers ont cherché à réguler la dépense. L'achat centralisé au moindre prix est-il à l'origine de la pérennité de l'institution ? La notion de rentabilité commence-t-elle à préoccuper les notables des Bureaux toujours à court d'argent ?

- 1670 - RENDRE L'HÔPITAL NON REDOUTABLE aux malheureux.

La pédagogie sociale dominante est celle du travail manuel. Le petit peuple ouvrier et serviteur des villes et des campagnes, ses enfants, doivent, leur disent leurs maîtres : "mériter" sous leur dépendance leur nourriture et leur logement en travaillant le plus possible, en participant à l'impôt, aux corvées, au logement des gens de guerre ennemis ou non qui les pillent. Peut-être pourront-ils en travaillant beaucoup acquérir un lopin de terre à eux dont leur fils aîné héritera ? Rattachement à l'Hôpital général de Paris des deux Maisons d'enfants trouvés. Très jeunes, les pupilles travaillent dans les ateliers des hospices et mendient aux enterrements pour le compte de leur hospice. La morale du travail salvateur condamne aux yeux de la population les hospices, rassemblements de paresseux. Ainsi que les hôpitaux hébergeant des malades ne travaillant pas. En 1684, l'image de marque de l'Hôpital général est noircie pour des siècles, les condamnés de droit commun y sont incarcérés. Aménagement de prisons, annexes de la Force, à la Salpêtrière et Bicêtre grands réceptacles de la misère parisienne intra et extra barrières. Cent ans plus tard Diderot et d'Alembert dans leur Encyclopédie demandent que les gouvernements soient "redoutables aux fainéants mais que l'hôpital ne soit pas redoutable aux malheureux", laissant entendre que les laissés pour compte, les malheureux de la société, ne sont pas des fainéants.

- 1677 - L'école des sages-femmes. DIMINUER LA MORTALITÉ A L'ACCOUCHEMENT.

Comme celles du petit peuple, la famille royale n'est pas épargnée par les accidents obstétricaux ; l'enquête ayant suivi la mort lors d'un avortement d'une fille d'honneur de la reine Anne d'Autriche, épouse de Louis XIII, confirme l'ignorance des médecins, des sages-femmes et plus encore des matrones. Après la tentative faite par Louise Bourgeois en 1618, une "eschole méthodique des sages-femmes ou de l'instruction familière" est ouverte à l'Hôtel Dieu de Paris sous l'égide de Marguerite du Tertre, maîtresse sage-femme ; les promotions ne comportent que 6 élèves ; il faut pour être admise justifier de moeurs irréprochables attestés par un prêtre ; les candidates doivent être âgées de plus de 25 ans, âge de la majorité ; la durée du stage est de trois mois (ou 3 ans chez une sage-femme) ; le diplôme est délivré par un jury médical et municipal réuni au Chatelet, siège de la juridiction criminelle de Paris. Cette première école en Europe et probablement dans le monde fait la réputation des anciennes élèves et de l'établissement. Mais incohérence des préjugés : les hommes ne peuvent participer aux accouchements, sauf s'ils sont médecins ou chirurgiens ?

- 1680 - Les Petites écoles. 80% D'ILLETTRÉS, BLOCAGE.

Comment faire pour recruter dans les villages des instituteurs et des médecins, réponse : en allégeant leurs impôts. La France du roi Soleil compte 28 millions d'habitants dont 60% de journaliers et manoeuvres vivant chichement à la limite du seuil de paupérisme. L'Etat qui se veut pourtant tout puissant n'intervient pas dans l'enseignement scolaire, celui-ci fait toujours partie de l'éducation religieuse, relève des Eglises. C'est aux paroisses que les arrêts et édits de Sa Majesté demandent au début du XVIIIème siècle l'ouverture d'écoles "es-arts libéraux" pour l'instruction de la jeunesse. Début de l'alphabétisation dans les villes, grâce au livre. Sur l'initiative de Saint Jean-Baptiste de la Salle (1651-1719), chanoine à Rouen, ouverture de Petites écoles tenues par les Frères des Ecoles chrétiennes. Les élèves apprennent, par classe, la lecture, l'écriture, suivent l'enseignement religieux. Comme dans les Petites écoles chrétiennes, les parents paient dans les écoles communales peu nomb reusesla scolarité au maître, la gratuité n'existe pas. Après la révocation en 1685 par Louis XIV de l'Edit de Nantes enlevant sans scrupule aux Protestants et aux Juifs la citoyenneté française qu'Henri IV leur avait "accordée", l'Eglise Réformée est pourchassée par les meurtrières persécutions dites des Dragonnades et la révolte des Camisards. Les pasteurs protestants font "l'école buissonnière" clandestine. Ces mesures d'intolérance de la monarchie absolue, privatives d'état civil et de libertés, sont la cause de 200 à 300 000 mille émigrations ; elles n'eurent pas d'incidence hospitalière, les hôpitaux communalisés au temporel, demeurent le fief traditionnel de l'Eglise de Rome. Ni le roi Soleil, ni les complices de ces atrocités ne seront jugés ; l'histoire qualifiera seulement ces monstruosités en les banalisant de "guerres de religions".

- 1687 - Le savoir et le rôle de la femme ? AVOIR L'OEIL SUR SES GENS.

Quelle éducation doivent recevoir les jeunes filles de "bonnes familles" ? Publication par François Fénelon (1651-1715), prélat et écrivain, d'un "Traité de l'éducation des filles", proposant une méthode pédagogique basée sur l'observation. Selon Molière (1622-1673) : l'éducation doit permettre aux "Femmes savantes" d'avoir l'oeil sur leurs gens et de savoir régler leurs dépenses avec économie. Responsabilités qui entrent à l'hôpital dans le profil de poste, non écrit, des surveillantes religieuses (plus rarement laïques) dirigeant les offices généraux et médicaux. Elles veillent sur tout.

Chapitre 3

Le XVIIIe siècle

Diplômes. Premiers économistes. Apprentissage au lit du malade. La physique, la chimie et la physiologie, sciences de la vie. La Révolution et les droits de l'Homme en théories. Jenner. Règlements administratifs. Commissions d'experts. Soigner la nuit.

- 1707 - Diplôme ou titre obligatoire. MÉDECINE, ACCOUCHEMENT ET ART DENTAIRE.

Une logique de protection de la population contre l'incompétence entre en société : des diplômes deviennent garants de la qualification et confèrent à leurs titulaires un monopole d'exercice de leur profession. Dès 1693, l'exercice de la profession de sage-femme est réglementée et soumise à une condition de formation et de diplôme. Des décrets royaux de Marly-le-Roi (Yvelines) font obligation pour exercer la médecine, même gratuitement, de justifier du degré de la licence de doctorat, diplôme des facultés de médecine ; la règle s'applique aux laïcs comme aux religieux. Les pratiques des empiriques devenues illégales ne disparaissent pas, faute d'un nombre suffisant de médecins diplômés, l'inefficacité des interventions de ces derniers laisse une partie de la population crédule ; la France profonde croit toujours au miracle des saints. Des petits bourgs essaient cependant d'attirer un médecin ; l'assemblée des habitants réunie par le syndic à la sortie de la messe du dimanche promet des exemptions d'impôts, à charge pour le docteur d'avoir sans salaire "un soin particulier des pauvres". En raison de leur comportement assez sentencieux, solennel et même parfois pompeux, les médecins des villes sont brocardés par les écrivains, tel Molière dans sa comédie "Le Malade imaginaire" (1673). En 1698, les dentistes acquièrent leur spécificité par la création d'un corps d'experts en dents distinct des arracheurs de dents ambulants. En 1755, un arrêt du Parlement de Paris interdit aux femmes la pratique pour leur propre compte de cette profession. Elles n'ont toujours pas accès aux facultés et écoles de médecine.

- 1723 - Les étudiants en médecine. ILS ÉCOUTENT OBSERVENT ET LISENT.

La médecine peut-elle s'apprendre au lit du malade par l'observation ? Evènement et grand changement dans les méthodes d'acquisition des connaissances, les étudiants de la Faculté de médecine de Paris commencent, de leur propre initiative, à quitter les bancs de la salle de cours pour venir observer à l'Hôtel Dieu et à la Charité les malades et les maladies des plus banales à celles à risque de mortalité élevé. La médecine (ses signes et symptômes) y est en direct. Il ne semble cependant pas que ces hôpitaux aient acquis un microscope, instrument grâce auquel son inventeur, le marchand de tissu et naturaliste hollandais Antoine Leewenhoeck, découvrit dès 1680 les infusoires, petits animacules se déplaçant de façon charmante, dit-il, ainsi que les globules rouges du sang et les spermatozoïdes. La présence à l'hôpital des stagiaires fait des médecins, chirurgiens et pharmaciens hospitaliers assurant les visites avec eux des formateurs sans titre de professeur. Par ailleurs, la Faculté de médecine de Paris dont les premiers manuscrits conservés datent de 1395 les met à la disposition des lecteurs. Les étudiants peuvent maintenant à la fois suivre les cours magistraux dans l'amphithéâtre, les visites médicales dans les hôpitaux et ont accès aux écrits à la bibliothèque de la Faculté. En 1730, un édit royal impose l'enseignement de l'anatomie. Mais ce n'est que dans cent ans que le stage hospitalier deviendra obligatoire et sera inséré dans le cursus universitaire, seront formés des médecins plus qualifiés.

- 1724 - Les promesses financières du roi. NON TENUES.

Les hôpitaux des pauvres sont financés hors du profit financier qui se développe avec ses banquiers, leurs escompes et leurs premières banqueroutes (Law, 1671-1729). Les prévôts, aïeux des maires, comblent leur caisse sur les impôts locaux à un niveau variable ; ils complètent les ressources propres produites par les domaines, biens de fondation ou de donation. Certaines communes sont pauvres, d'autres plus à l'aise ; l'Etat pour réduire ces disparités décide de prendre en charge partout en France les dépenses hodpitalières sur les impôts royaux, aides et tailles, que ne paie pas la noblesse. Mais, devant alors faire face à de lourds budgets de guerre et de cour, il ne tient son engagement que jusqu'en 1732. Les communes en difficulté sont autorisées à se procurer des recettes en créant des taxes d'entrée dans la ville des matériaux et denrées, des droits d'octroi, ancêtre de la TVA. Ce que Paris va faire jusqu'en 1943 ; la Ville fermera alors les postes des barrières, les réquisitions au profit des Allemands et de leur guerre ayant fait chuter l'octroi, créé le marché noir et la sous-alimentation.

- 1724 - Cours de chirurgie pratique. DÉMONSTRATEURS.

Date dans l'histoire du perfectionnement des professionnels de la santé. Première initiative de formation continue venant des chirurgiens dont les échecs sont davantage perceptibles que ceux des médecins et provoquent leur prise de conscience sur la nécessité d'une amélioration des résultats qu'ils obtiennent. Ils créent à Paris le Collège Saint-Côme doté de 5 postes de "professeurs-démonstrateurs". Double mission de ceux-ci : la formation corporative (initiale et continue) et la recherche anatomo-pathologique, nouvelle science venue d'Italie initiée par l'anatomiste Morgagni (1682-1771). En 1731, les chirurgiens créent leur Société académique. Elle devient en 1748 Académie royale de chirurgie. Une thèse corporative de doctorat en latin fut instituée par analogie à la thèse de fin d'études à la Faculté de médecine. Les lieutenants du premier chirurgien du roi sont aussi les gardiens des droits de la profession, ils sévissent contre l'exercice irrégulier des guérisseurs encore nombreux. Les chirurgiens reçoivent la qualité de "noble bourgeois".

- 1746 - Des tables de longévité . RÉVÉLATRICES.

Nous sommes sous le règne de Louis XV le Bien Aimé (1710-1774). Début de la statistique en médecine, des pourcentages et indicateurs de santé. Deparcieux (1703-1768), mathématicien, introduit la notion d'espérance de vie en démographie. Plus de 30% des nourrissons meurent dans leur première année ; 50% des enfants n'atteignent pas leurs 20 ans ; à peine plus de 20% des adultes meurent après 40 ans ; 1% devient octogénaire. A Lyon, les médecins doivent déclarer les phtisies, sont des informateurs des académies en santé publique.

- 1754 - Le journal des savants. DIFFUSION SCIENTIFIQUE LANCÉE.

Moments importants dans l'histoire de "la formation-communication" en santé et du perfectionnement des professionnels. En 1662 a été créé le Journal des savants. En 1754 est publié un

"Recueil périodique d'observations de médecine, chirurgie et pharmacie", s'ajoutant à l'édition de premiers livres de "conseil en santé" et dictionnaires médicaux, ceci grâce aux progrès des techniques éditoriales de l'imprimerie. Les malles-poste, messageries et colporteurs, sillonnent la France qui améliore son réseau routier ; se diffuse le courrier du savoir. L'édition médicale trouve une petite clientèle parmi les 35% de Français sachant maintenant lire. Elle publie : "La médecine, la chirurgie et la pharmacie des pauvres". Est mis en vente un dictionnaire portatif de santé. Les colporteurs parcourant les campagnes assurent aussi la diffusion des premières "réclames" en produits de santé, prémices du "marketing" et de la publicité.

- 1759 - L'hôpital des Gardes françaises. L'ESPRIT D'ORDRE.

La succession des guerres en Europe entre la France, l'Angleterre, la Prusse et l'Autriche entraîne un besoin d'hôpitaux militaires d'accueil des blessés et des invalides. Création de l'hôpital des Gardes Françaises (le Gros Caillou), cité pour sa bonne organisation et l'isolement des contagieux. Selon Jacques Tenon, (1724-1816), chirurgien : "l'esprit d'ordre et d'organisation parait avoir présidé au fonctionnement de cet hôpital". Il n'est cependant pas institué de livre des causes de décès comme dans les hôpitaux de Londres, premières notions d'évaluation des résultats de l'activité médicale, de ses actes, présente dans les hôpitaux anglais en avance sur leur temps.

- 1762 - Le menu peuple doit-il être instruit ? C'EST PLUTÔT NON.

Questionnement philosophique du siècle des Lumières sur le rôle social de l'éducation et de la culture, élan mesuré. Dans son "Essai d'éducation nationale", La Chalotais (1701-1785), procureur général au Parlement de Paris, souhaite que "les connaissances du peuple ne s'étendent pas plus loin que ses occupations". Pour Jean-Jacques Rousseau (1712-1778), philosophe genevois, il "ne convient pas à l'enfant du villageois d'être instruit" (La nouvelle Héloïse). Opinion partagée par Voltaire (1694-1778) qui est d'avis de :

"proscrire l'étude chez les laboureurs" (Correspondance). Egalement, questionnement sur qui enseigne, éduque ? Est-ce une prérogative intangible de l'Eglise ou faut-il envisager l'intervention de l'Etat ? Montesquieu (1659-1755), est l'auteur de "l'Esprit des lois" ; Diderot (1713-1784) et D'Alembert (1717-1783) rédigent "l'Encyclopédie".

- 1770 - François Quesnay. LE PROFIT LIBÉRAL CRÉATIF ?

Questionnement également sur la plus grande efficacité financière et économique possible des capitaux, donc des moyens de production, équipement et services qu'ils permettent de créer. Pour le chirurgien du roi Louis XV, François Quesnay (1694-1774), la terre et l'agriculture demeurent les ressources principales de la société, ce qui renvoie à Sully (1559-1641) ministre d'Henri IV affirmant : "labourage et paturage sont les deux mamelles de la France." Mais Quesnay ajoute dans son Tableau économique que : "l'initiative personnelle est préférable à l'aliénation des biens de chacun au profit de la collectivité". La théorie de l'économie libérale est énoncée. La circulation des biens doit être entièrement libre, selon la célèbre formule :"laissez faire, laissez passer" des physiocrates et de Turgot (1727-1781), contrôleur général des finances, formulée dans ses "Réflexions sur la formation et la distribution des richesses" ; selon les physiocrates, l'Etat ne doit pas gêner le libre jeu de la concurrence. L'étatisme est qualifié de non créatif car non mû par la recherche du profit personnel qui est l'objectif de chacun, son intérêt. Par contre, Colbert, nous l'avons vu, préconisait une économie placée sous la protection de l'Etat. Le débat d'économie politique mondiale est lancé avec sa question subsidiaire : peut-on sortir de la misère ambiante ? Problème : les Hôpitaux communaux peuvent-ils être actifs et créatifs bien que de statut hors profit ?

- 1774 - L'hôpital des Cliniques. ENSEIGNER EN SOIGNANT.

En raison de l'essor pris par l'anatomie, les interventions sur les viscères, l'utilisation du forceps lors des accouchements difficiles, les actes chirurgicaux, ne peuvent plus se satisfaire des dangereux chirurgiens barbiers ; ceux-ci sont remplacés par des officiers de santé dont la compétence est vérifiée par un jury médical. Une ordonnance royale définit le statut des chirurgiens. En 1774, l'Académie de chirurgie aménage dans ses locaux un petit hôpital des Cliniques (6 lits portés à 22 en 1783) pour l'enseignement des élèves et le perfectionnement des maîtres. L'établissement sera installé en 1794 dans l'ancien couvent des Cordeliers et confié à l'Ecole de médecine puis en 1834 aux Hospices civils de Paris. Il possède un amphithéâtre des cours et une importante bibliothèque et va servir de modèle à la localisation dans les établissements hospitaliers de chaires d'enseignement de la médecine, de la chirurgie et de l'accouchement.

- 1776 - Sociétés scientifiques et titres. SOMMETS ÉLITISTES EN ACADÉMIES.

Fondation de la Société royale de médecine, compagnie dont les membres élus par leurs pairs constituent une élite médicale. En 1820, elle devient l'Académie (royale) de médecine. Son rôle est de conseiller les pouvoirs publics en médecine et hygiène, susciter les communications en sciences de la santé, rassembler les données épidémiologiques auprès des médecins dans toute la France. Critères principaux pour appartenir au monde des médecins les plus distingués : être professeur, mieux doyen, si possible académicien et nommé médecin expert près d'un tribunal, aussi être médecin ou chirurgien d'un hôpital d'une grande ville, devenir "officiel", avoir un nom. Mieux encore : être médecin, chirurgien ou apothicaire du roi et en percevoir la rente.

- 1778 - Comment changer. COMMISSIONS D'ÉTUDES DE PROBLÈMES.

Louis XIV et Louis XV ont fait oeuvre de police, de renfermement des mendiants, ainsi que de charité mais principalement à l'égard des soldats blessés au service de leur armées. Les pauvres ont peu été l'objet de leur sollicitation. Ont-ils attendus que les progrès viennent des nouvelles théories "libérales ? Ils ont gravement endetté le Trésor royal. La situation hospitalière parisienne est dramatique et il en va de même un peu partout en France. Question : quel est le seuil au dessous duquel l'hôpital devient la honte du roi, risque de provoquer le mécontentement contre les pouvoirs publics ? Les monarques et leurs ministres vont faire glisser ce dossier embarrassant sur des commissions ; ils créent des procédures. Plusieurs commissions sont réunies pour : "étudier" l'amélioration des établissements de charité de Paris, "examiner" les systèmes de transformation de l'Hôtel Dieu. Plus efficace, Necker (1732-1804), directeur général des finances de Louis XVI (1754-1793), décide d'organiser en hôpital modèle (expérimentation ?), l'hospice des paroisses Saint Sulpice et du Gros Caillou qu'il subventionne sur le bénéfice des loteries. Madame Necker est chargée de sa surveillance. La visite médicale est assurée deux fois par jour par un médecin, un chirurgien et son élève et un apothicaire. Les praticiens font une évaluation mensuelle (rapport d'activité). L'hôpital est cité pour sa bonne tenue. Cependant, le pourcentage des décès reste celui de l'Hôtel Dieu (20% des entrants). Est mis en cause, le cubage d'air jugé insuffisant et non l'inefficacité des traitements médicaux, la saignée et la purgation.

- 1781 - Trois hôpitaux spécialisés EN MALADIES "HONTEUSES".

La grosse vérole, la dénutrition, la vieillesse, les fièvres infantiles, les fièvres puerpérales à l'accouchement, la démence, la phtisie sont toujours les principaux fléaux médicaux connus. Mal identifiées, sans traitement utile, les maladies vénériennes auraient été propagées en Europe par les marins de Christophe Colomb (1451-1506) retour de la découverte de l'Amérique. Touchant les organes sexuels, il est honteux d'en être atteint. L'Hôpital général de Paris achète la Maison de retraite pour religieux de Vaugirard, y regroupe les femmes enceintes, nourrices et enfants (pauvres ou trouvés) atteints du mal vénérien. Premier hôpital d'isolement après les salles des Invalides. Objectif principal : empêcher la diffusion de la maladie. En 1794, sera ouvert l'Hôpital des vénériens (proche de Cochin) et en 1799, l'hôpital Saint-Louis sera spécialisé dans le soin des maladies de peau.

- 1781 - La Maison de santé La Rochefoucauld. LA CONDITION SOCIALE.

Pour ne pas mélanger infirmes pauvres et plus aisés, pour offrir à ces derniers de meilleures conditions d'hébergement physique et mental que celles de Bicêtre, grand hospice des hommes et prison, est construite la Maison royale de santé. Fondée par un triple financement : donation de la comtesse de La Rochefoucauld, Trésor public et Ville de Paris, elle hospitalise des ecclésiastiques et des militaires infirmes. Est utilisée la qualification "d'établissement de santé", terme nouveau, plus large que celui d'hospice car incluant la notion de lieu de vie de bonne qualité médicale et sociale. Le système hospitalier se construit autour des notions de soin, de contagion ainsi que de classes sociales.

- 1781 - Les pharmaciens patentés. ÉCOLES DE PHARMACIE.

En 1781, un arrêt du Conseil du roi fixe la liste des remèdes ne pouvant être délivrés que par les titulaires de "lettres patentes" de pharmacien. En 1791, une loi définit les conditions d'exercice de la pharmacie et de la distribution des drogues et médicaments. Création des Ecoles de pharmacie. En 1795, est créée sur le modèle des Magasins généraux, la Pharmacie centrale assurant l'approvisionnement des pharmacies des hôpitaux et hospices de Paris et commence le pilotage du choix de leur pharmacopée. Nouvelle question à la jonction entre la prévention médicale et le commerce de la pharmacie : comment communiquer le désir d'acheter des produits de santé ? Les encarts publicitaires dans la presse se développent.

- 1782 - A Saint-Jacques du Haut-Pas. UN OBJECTIF : GUÉRIR TOUTES LES MALADIES.

La fin du XVIIIème siècle marque un grand tournant dans l'histoire de la médecine donc des hôpitaux et hospices parisiens qui en font bénéficier les pauvres. Les médecins veulent non seulement aider les malades à moins souffrir mais aussi les guérir.

Ambition dominante qui va bouleverser le rôle et l'organisation des hôpitaux en prévision et gestion en développant le soin. Et entraîner la formation des professionnels car pour bien soigner il faut des soins effectués en utilisant tous les savoirs acquis de la science médicale. Est ouvert l'hôpital de proximité Saint-Jacques du Haut-Pas, fondé et financé par l'abbé Jean-Denis Cochin. Capacité portée de 38 à 80 lits en 1795. Les blessés victimes d'accidents dans les carrières des Capucins (les futures Catacombes) creusées à proximité pour construire Paris y sont conduits. L'établissement est composé de quatre salles "jugées saines et propres à la guérison de toutes les maladies". A côté de l'hébergement des pauvres, l'étincelle "santé", guérison, des malades est entrée dans les hôpitaux parisiens.

- 1783 - Les infirmeries médicalisées. PAS D'HOSPICE SANS INFIRMERIE.

Déjà fortement remis en cause par les découvertes anatomiques, l'enseignement de la médecine est interpellé par de nouvelles vérités scientifiques et des changements dans les pratiques de soins. L'Hôpital général des miséreux ouvre des infirmeries regroupant les vieillards malades à la Salpêtrière, Bicêtre et la Grande Pitié afin d'éviter leur transport sur brancard à l'Hôtel Dieu où le surencombrement est permanent. Le service médical est assuré dans chaque infirmerie par un médecin et un chirurgien. A la Grande Pitié où sont toujours recueillis des enfants trouvés, un service de garde médicale est même organisé. Première organisation de la garde d'urgence ?

- 1785 - Antoine Lavoisier. LA PHYSIOLOGIE ENTRE EN MÉDECINE.

En parallèle de la réflexion sur le fonctionnement de la société, des savants s'interrogent sur les raisons pour lesquelles les organismes vivants fonctionnent ; la physiologie est mise sur ses rails en particulier par Antoine Lavoisier (1743-1794), chimiste, physiologiste et aussi fermier général, auteur de multiples découvertes expérimentales notamment sur la respiration et la composition de l'air. Luigi Galvani (1737-1798), médecin italien, met en évidence l'électricité d'origine musculaire, il expérimente l'électro-stimulation. Le physicien italien Alexandre Volta (1754-1827) découvre la pile électrique. Ouverture à Paris d'une boutique d'électricité médicale. En 1783, le confiseur Nicolas Appert (1749-1841) découvre la conserve alimentaire par chauffage. En 1819, le droit d'exploitation du procédé lui est acheté par le gouvernement français "dans l'intérêt de l'humanité", prédiction qui se révélera exacte. En1785, l'eau de Javel, est découverte par le chimiste Claude Berthollet (1748-1822) mais ne sera utilisée que dans cent ans comme désinfectant lorsque la présence des microbes aura été visualisée.

- 1785 - A l'hospice Nicolas Beaujon. DES SOEURS GRISES INSTITUTRICES, UN DISPENSAIRE.

L'hôpital a pris en charge la formation des étudiants médecins et chirurgiens sans créer d'emplois de professeurs, l'enseignement étant assuré par des praticiens ce qui est exceptionnel car pour instruire il faut, pense-t-on, instituer des structures professorales, des écoles et leurs enseignants, les professeurs et instituteurs. Le riche conseiller d'Etat et fermier général Nicolas Beaujon (1718-1786)) fonde un hospice pour recevoir les orphelins et enfants pauvres de la paroisse du Roule à Paris. Trente enfants y apprennent la lecture, le dessin et la couture. Les institutrices appartiennent à l'Ordre enseignant des Soeurs grises. Sont également présentes deux soeurs de Saint Vincent de Paul accueillant les pauvres venus se faire panser au dispensaire.

- 1787 - A l'Hôtel Dieu. 3 400 MALADES DANS 1 200 LITS.

Bien soigner est une mission impossible pour le vieil hôpital des parisiens pauvres, leur Hôtel Dieu. Les latrines sont vidées dans la Seine où est puisée l'eau de consommation mais personne ne peut mesurer le risque. Y exercent alors : un médecin, un chirurgien, un apothicaire. Ils sont secondés par 15 médecins ordinaires, 2 chirurgiens de 2ème classe, des oculistes et un chirurgien des hernies, 5 officiers de santé, des compagnons externes et internes tenant les cahiers de visites ainsi que des élèves accoucheuses. Le personnel non médical comprend 400 agents dont 100 religieuses surveillantes des quartiers de femmes et des services généraux (toujours soeurs Augustines). Les personnels et les tâches sont toujours répartis traditionnellement entre emplois d'hommes (garçons) et emplois de femmes (filles), appelés infirmiers ou infirmières lorsqu'ils travaillent dans les dortoirs d'infirmeries, y assurent les tâches ménagères et de petits soins comme le personnel de service dans les familles aisées. C'est toujours dans toute la société ouvrière des villes et des campagnes, la force physique qui est qualifiante, motif du sous-paiement des femmes s'ajoutant à la misogynie rampante traditionnelle, aversion pour les femmes dont les hommes se satisfont.

- 1788 - Jacques Tenon, Joseph Desault. DES HÔPITAUX DIGNES D'UNE CIVILISATION.

L'hôpital n'a pas d'objectifs économiques annoncés, il commence cependant à entrer dans l'histoire de civilisations souhaitant plus de solidarité entre les Hommes et celà passe par un meilleur partage du produit du travail. Des médecins humanistes estiment qu'un peuple civilisé doit pouvoir soigner ses pauvres dans de bonnes conditions à l'hôpital. La qualité des soins, du séjour est, selon eux, "un critère de mesure du degré de civilisation d'une nation", vérité jamais contredite. Cette affirmation est contenue dans le document présenté à l'Académie de médecine par Jacques Tenon, auteur d'un : "Mémoire pour les hôpitaux de Paris". Compte tenu des nouvelles connaissances, il propose une série de mesures en vue d'une hygiène et d'une architecture mieux adaptées. La même année, Desault (1738-1795), éminent chirurgien de l'Hôtel Dieu dresse un plan d'organisation de l'horaire des visites médicales et des conditions d'enseignement au lit du malade.

- 1789 - Doléances. SOYIEZ QUALIFIÉS DEMANDENT LES CAHIERS.

A la veille de la réunion des Etats généraux décidée par Louis XVI, la parole est à l'usager. Des cahiers de doléances sont rédigés dans toute la France lors de réunions des citoyens des villes et districts. Ces voeux doivent être présentés par les élus du Tiers Etat à l'Assemblée des Trois Ordres, les Etats Généraux, réunis à Versailles. Ces cahiers réclament des médecins, chirurgiens et sages-femmes instruits, sachant mieux soigner. Signalent l'état déplorable de beaucoup d'hôpitaux, la malpropreté, l'entassement, la mortalité. Ces témoignages confirment plusieurs enquêtes nationales classées sans-suite dans des cartonniers du ministre de l'Intérieur faute d'argent et peut-être plus encore d'idées stratégiques pour conduire des réformes, changer des pratiques, des usages, des moeurs. Quelques cahiers paysans demandent des écoles pour sortir de l'illettrisme.

- 1789 - La nuit du 4 août. POUR PLUS D'ÉGALITÉ DEVANT L'IMPÔT.

Les "droits féodaux" explosent, sont abolis. Les Droits de l'Homme les remplacent. La noblesse s'interroge : comment rétablir l'union et la docilité des Français ? Une partie d'entre-elle émigre. L'élaboration d'une constitution encore très ségrégative entre hommes et femmes va suivre. La réforme des impôts de 1791 fait perdre à l'Hôtel Dieu de Paris son droit de passage sur le pont au Double ; à l'Hôpital général, son Droit des pauvres sur les spectacles et aux communes les droits d'octroi, principale recette servant à subventionner les hôpitaux. Gestes généreux mais ces impôts ne sont pas remplacés. En1791 également, le Corps législatif supprime les associations jugées "anti-libérales" bien que leur rôle fut de soutenir, en confréries, l'individualisme artisanal : la loi Le Chapelier dissout les associations, corporations et sociétés, dont celle des chirurgiens. Tous les hôpitaux et hospices de la capitale sont rattachés administrativement au département de Paris créé en 1790 et géré par les élus de son Conseil général, les trois Bureaux de notables hospitaliers disparaissent ; ces mesures donnent satisfaction à la Commune de Paris qui n'a plus à équilibrer le budget de ses hôpitaux. Ni l'Etat ni le département ne seront cependant assez riches pour prendre en charge les pauvres dans toute la France, le dossier reviendra aux communes.

- 1789 - La tolérance éthique. LES DROITS DE L'HOMME VOTÉS. RIEN SUR LES CONDITIONS DE TRAVAIL.

Grand changement culturel espéré de l'apport éthique de la Révolution, certainement le plus bel acquis du siècle (inspiré par l'Angleterre et les Etats-Unis) ; choix de société qui avec le temps entrera dans les hôpitaux. Le profond respect des autres, la tolérance pour toutes les religions, la dignité, deviennent des théories légales et même constitutionnelles. La Déclaration des Droits de l'Homme et du Citoyen en société est votée par la Constituante. Elle est toujours deux cents ans plus tard la base des principes d'organisation des rapports humains en France (repris dans les Constitutions de 1946 et 1958). Le respect des opinions fonde aussi aujourd'hui les Chartes européennes et mondiales des Droits de l'Homme et les codes de déontologie. Grande déception cependant ponctuée par des crimes : le déconditionnement de l'intolérance éducative aux différences, survivances de l'esclavage, s'avère difficile sinon impossible. Le "racisme" nationaliste, greffé ou non sur des déismes, va continuer à endeuiller le monde, y compris la France.Les inhumaines conditions de travail dans les ateliers et arsenaux comme dans les hôpitaux sont, en 1789, protégées par l'individualisme libéral, la Révolution ne touche ni aux salaires ni aux conditions de travail, la journée de 12 à 15 heures n'est pas mise en cause par les Assemblées.

- 1789 - Antoine de Condorcet. IL EST POSSIBLE D'APPRENDRE PAR SOI-MÊME ET TOUTE SA VIE. D'ÊTRE ACTEUR DE SA FORMATION.

Alors que le droit à la santé est attendu de tous, le droit à l'instruction est un espoir inégalement partagé par les Français dont plus de 60% sont encore illettrés. La principale vertu, le modèle, reste pour l'habileté manuelle et le courage au travail ; il va naturellement de soi que la durée du travail est dans tous les emplois : maximale. De nombreux projets sont élaborés sur l'instruction publique moyen, selon quelques tenants d'idées politiques les plus avancées de "valorisation sociale et culturelle de la personne et de la société", notamment pour Talleyrand (1754-

1838), Condorcet et Lakanal (1762-1845). A l'Assemblée Législative et à la Convention, le philosophe et mathématicien Condorcet (1743-1794) dresse "un plan de formation initiale et continue", moyen d'évolution vers de meilleures conditions de vie. Selon lui, l'éducation permanente permet "d'apprendre à s'instruire par soi-même", "à parler", "à acquérir à tout âge des savoirs" ("Esquisse d'un tableau historique des progrès de l'esprit humain"). Initiative éducative : à la Salpêtrière, un agent apprend aux enfants de la salle Sainte-Cécile l'art de lire et demande une place en rapport avec ses talents. En 1793, l'appellation péjorative d'enfants trouvés est remplacée par celle "d'enfants naturels de la patrie". Leur instruction devient une obligation de la nation. A Paris, leur nombre atteint 5 000 par an avec un pourcentage de décès de 40 à 50%.

- 1790 - Des anciens couvents et abbayes pour soigner les parisiens pauvres. SPÉCIALISATION. INSTRUCTION MILITAIRE.

Que faire des grands dortoirs d'abbayes et couvents désertés et "mis à la disposition de la nation" représentant des pauvres ? A Paris, ils sont affectés au soin. Ce ballon d'oxygène de 3 000 lits permet l'ouverture de neuf établissements, ce qui améliore considérablement l'hospitalisation. Les lits collectifs de l'Hôtel Dieu peuvent être en partie supprimés. Elle facilite aussi la spécialisation médicale. Après la distinction entre salles de médecine et de chirurgie, entre maladies aigües et incurables, des hôpitaux parisiens sont réservés aux soins aux enfants (Enfants Malades), aux accouchées (La Bourbe et d'Enfer), aux vénériens (Ricord). Un hospice pour vieillards et infirmes, dont certains admis à titre payant, est ouvert dans l'ancien couvent des Récollets du faubourg Saint-Martin (futur Fernand Widal, après transferts). En 1793, la guerre accroît les besoins en hôpitaux de campagne et fait de Paris une importante place militaire. Le Val de Grâce, ancien couvent des Bénédictines devient hôpital militaire en 1796. Y exercent d'illustres pionniers de la chirurgie ambulatoire de guerre, notamment le baron Larrey (1766-1842) et de l'hygiène, Desgenettes (1762-1837) médecin de l'armée d'Egypte décimée par la peste ; il a refusé l'ordre du général Bonaparte lui demandant d'euthanasier les soldats malades pour qu'ils ne tombent pas aux mains de l'ennemi, sa mission étant, dit-il, de "maintenir la vie" (débâcle de Syrie, 1799). L'hôpital du Val de Grâce est en 1850 consacré à l'instruction militaire.

- 1790 - L'Ecole de chirurgie de Paris. LA PLUS FLORISSANTE DE L'UNIVERS.

Des facultés disposent d'un corps professoral de grand savoir, notamment, Lyon, Montpellier, Strasbourg et Paris. D'où l'idée de faire de ces villes des centres de formation nationaux. Les élus de la capitale demandent la création dans les Hôpitaux parisiens de 100 places d'internes dont 50 appointés en vue de la formation de médecins instruits pour les armées et les colonies. En 1794, la Convention souhaite, peut-être avec un brin d'utopie révolutionnaire, que soient formés dans les hôpitaux parisiens : "une foule d'élèves en chirurgie, habiles, pour les besoins des campagnes, de la marine et des armées". Elle veut rendre l'Ecole de chirurgie de Paris "la plus florissante de l'univers, Mettre de la célébrité dans l'Ecole de chirurgie". Ambition qui va se réaliser.

- 1791 - La Convention annonce un service national de soins à domicile gratuits. PROJET SEULEMENT.

Dans l'esprit des Assemblées, le rôle des hôpitaux est de soigner les pauvres et de former les médecins. Les hôpitaux parisiens sont, nous l'avons vu, nationalisés comme tous les hôpitaux en France et administrés par la Commission des secours publics de la Convention puis par le ministère de l'Intérieur qui depuis 1791 s'est doté d'une Direction des hôpitaux. Et a décidé dans un souci d'égalité et de fraternité que les hôpitaux et hospices devaient être non plus à la charge des contribuables locaux mais à celle de la nation tout entière. Un service national de soins à domicile gratuits, le même pour tous, a même été envisagé avec l'espoir qu'il remplacerait les hôpitaux qui ainsi pourraient disparaître tandis que la morbidité diminuerait. Peut-on considérer qu'il s'agit de la première idée d'alternative à l'hospitalisation ? Les technologies et leur impact sur l'évolution des soins vont devenir la raison d'être des hôpitaux, la justification nouvelle de leur utilité mais ils demeureront communaux. Le projet de nationalisation échouera, la priorité financière nationale allant aux dépenses de guerre.

- 1792 - L'intolérance endeuille l'Hôpital général. MASSACRES.

Dans un climat de grandes fêtes populaires, les Assemblées élues vont se heurter dans toute la France à la misère et à la famine aggravées par la dévaluation des assignats et les guerres de la République face à la coalition des souverains de l'Europe. La violence, la haine, la tuerie de braves gens accusés d'idées impures accompagnent les révolutions, la Déclaration des Droits de l'Homme n'y change rien. Le 3 septembre à Bicêtre, 140 hommes et 30 enfants et le 4 septembre à la Salpêtrière, 37 femmes, sont massacrés, condamnés hâtivement par la justice expéditive du "tribunal Maillard", juge improvisé. Ils sont suspectés, accusés sans preuve, de ne pas partager les opinions de "la Terreur". Conséquences de la ségrégation sociale traditionnelle ? La question des causes de l'intolérance et de ses crimes contre l'humanité n'est pas abordée dans les programmes d'enseignement ?

- 1792 - Mères et soeurs religieuses. L'AMOUR DE SON PROCHAIN VICTIME DE LA MALADIE.

Les Ordres desservant les institutions charitables sont dissous. A Paris, les religieux continuent leur service hospitalier sous la surveillance des corps municipaux et administratifs sauf à la Charité, les frères de Saint Jean de Dieu se retirent. Ils sont réputés pour l'opération de la taille (cystotomie), les chirurgiens qu'ils ne sont pas, leur font des procès. Les soeurs surveillent toujours tout ce que fait le personnel (soins, ménage, linge, repas, etc...) ainsi que les pratiques religieuses. La méthode pédagogique employée tant à l'égard du personnel que des malades est celle de l'autorité pondérée de mansuétude et de compassion. Le dortoir doit être propre et calme. Logées et nourries les soeurs sont peu coûteuses, ce qui est apprécié. La vocation hospitalière : aider les pauvres rejetés par la société et la maladie donne un sens spirituel à leur vie consacrée à soulager la souffrance.

- 1794 - Soigner jour et nuit. FORMATION ET SALLES DE GARDE.

Tous les locaux dans lesquels vivent des groupes de personnes portent le nom de salle. Au Grand hospice de l'Humanité (ex : Hôtel Dieu) et à l'Hospice de l'Unité (ex : La Charité) des salles de gardes de 10 et 15 lits sont aménagées pour des élèves en médecine et officiers de santé pensionnaires. Création répondant à un besoin car le service médical n'est jusque-là assuré dans les hôpitaux que le matin. Le recrutement d'étudiants logés permet désormais une couverture médicale permanente, l'après-midi et la nuit. Les places d'internes sont convoitées, leur doyen se plaint du pouvoir de sélection attribué à la Supérieure, elle les recrute comme tout le personnel laïc. Problème aussi : les sous-économes qui gèrent les offices de bouche (cuisines) des hôpitaux n'ont pas d'instructions pour servir du vin aux internes, boisson chère. Au fil des années, le secours urgent aux blessés va devenir l'une des principales missions des hôpitaux des grandes villes qui s'équiperont de salles de garde.

- 1794 - Filière formation. LES MONITEURS EN POUDRES.

La France a besoin de médecins et de chirurgiens mais également d'ingénieurs et de professeurs. Création à Paris d'une Ecole normale ayant pour but de former des professeurs pour toute la France, future Ecole Normale supérieure. Ouverture également de l'Ecole polytechnique formant des ingénieurs. Les acquis dans les deux écoles sont essentiellement scientifiques, portent sur les contenus. Sauf à l'hôpital parisien où l'apprentissage se fait comme dans tous les métiers auprès des maîtres, il n'y a en France qu'une méthode traditionnelle d'enseignement scolaire et universitaire : le cours professé. Toutefois, une méthode de transmission du savoir sans recours aux professeurs apparaît : l'éducation mutuelle importée d'Angleterre. Un professionnel forme à Paris 1 000 moniteurs "en poudres" qui repartent en province former les ouvriers des arsenaux et des soldats à l'utilisation des poudres de guerre. Ainsi un seul formateur forme des formateurs praticiens qui "démultiplient" à leurs tours les savoirs, ce qui réussit. A la Grande Pitié (devenue : Maison des élèves de la Patrie), des enfants "précepteurs" enseignent aux autres enfants la lecture, l'écriture et le chant. Cette méthode du "monitorat" qui a recours à la formation en petits groupes est jugée peu efficace, la classe est supprimée. A-t'elle subi le sort de bien des innovations rejetées ?

- 1794 - Chirurgiens et médecins. MÊME DIPLÔME UNIVERSITAIRE.

Réforme nationale des études médicales s'appuyant sur le rapport de Fourcroy (1755-1809), député et professeur de chimie. La Faculté de médecine de Paris (300 élèves) devient l'une des trois Ecoles de santé françaises. Le Collège des chirurgiens ayant été supprimé en même temps que les corporations, la formation professionnelle des médecins et des chirurgiens est unifiée. L'enseignement théorique est orienté vers l'étude des sciences fondamentales explicatives des pathologies. Il se fait en trois étapes : commençants, commencés et avancés. Le diplôme permet théoriquement d'exercer à la fois la médecine et la chirurgie. En fait, sauf exception, les étudiants continuent à s'orienter vers l'apprentissage de l'une ou de l'autre profession.

- 1794 - François Fourcroy. POUR S'INSTRUIRE : VOIR ET BEAUCOUP FAIRE.

Il est crée à Paris douze places de professeurs titulaires de chaires de médecine dont trois officiellement hospitalières. La première, de chirurgie, localisée au Grand hospice de l'humanité est créée par Lamartinière. En 1795, une chaire de clinique médicale est instituée à l'hospice de l'Unité, Corvisart y est nommé. A l'Hospice d'accouchement (Oratoire de l'hospice de la Bourbe, Maternité Port-Royal) une chaire est attribuée à Baudelocque. La réforme donne satisfaction à la fois aux tenants de l'enseignement ex-cathédra et à ceux privilégiant la transmission des connaissances en situation. En 1799, l'instruction publique qui n'est plus une mission privilégiée de l'Eglise entre dans celles de l'Etat. Est créée au ministère de l'Intérieur une Direction de l'Instruction publique. Le premier directeur en est François Fourcroy, il exprime ainsi ses choix pédagogiques : "Peu lire, beaucoup voir et beaucoup faire".

- 1795 - De nouvelles Académies. DONT CELLE DES SCIENCES MORALES.

Est créé un Institut national des sciences et des arts regroupant cinq "compagnies" dont l'Académie des sciences, à laquelle appartient notamment, à titre étranger, Edward Jenner découvreur de la vaccine. Parmi les académiciens, signalons Antoine Parmentier (1737-1813), pharmacien, agronome et économiste ; son enseignement libère les Français de leur hostilité à la consommation de la pomme de terre qualifiée jusque-là de poison. Ce qui a une grande conséquence : la fin des famines dans les campagnes et favorise l'élevage du porc améliorant l'alimentation de la population la plus défavorisée, la viande est désormais au menu familial au moins tous les dimanches. Morale, philosophie et politique sont des sciences. Création au sein de l'Institut : de l'Académie des sciences morales et politiques pour l'étude des questions philosophiques et sociologiques, de droit et d'histoire. L'Ecole de santé de Paris se dote d'une importante bibliothèque. En 1816, la section des sciences de l'Institut reprend son nom d'Académie.

- 1796 - Caisses de l'Etat vides. Médecins et personnel sans paye. RETOUR DES HOSPICES A LA VILLE DE PARIS.

Le 24 janvier 1794 ouvre à Paris l'hospice de l'Est (Saint-Antoine) aménagé dans les bâtiments de l'ancien couvent des religieuses de Citeaux fermé en 1791. Faute de moyens financiers, sa capacité est limitée à 200 lits au lieu de 500 possibles. Le personnel des hôpitaux parisiens n'est plus payé. Dans l'incapacité de remplir les caisses des hôpitaux nationalisés, l'Etat renvoie leur administration aux communes (loi du 7 octobre 1796). Il autorise celles-ci à réouvrir pour les financer les octrois pourtant mal aimés des parisiens. Les hôpitaux et hospices communaux sont cependant mis sous tutelle (surveillance, contrôle) du ministre de l'Intérieur et de ses nouveaux services départementaux, les préfectures, afin de coordonner et de dynamiser le capital social national qui en a bien besoin.

- 1796 - Fléaux sociaux. L'EDUCATION ANTIALCOOLIQUE SANS RESULTAT, VACCINE.

Naissance marginale de la médecine sociale et de la médecine du travail préventives, début d'une réflexion sur le rapport entre l'homme, sa maladie, son comportement, ses conditions de travail et de vie. A Paris, les fous sont toujours conduits par les gendarmes à la Maison des hommes (Bicêtre) ou à la Maison des femmes (la Salpêtrière) pour être mis aux cabanons. La folie est imputée principalement à l'intempérance. En 1729, un essai de lutte contre l'alcoolisme a été tenté en Angleterre, des mesures répressives ont été prises à Londres par le Parlement, échec. En 1796, à la Maison nationale des femmes, Pinel (1745-1826), médecin de l'hospice assure un enseignement public sur les maladies mentales. Les "fous" sont délivrés de leurs chaînes. Ce sont en fait tous les "infirmes" qui commencent à perdre leur étiquette publique de personnes "extravagantes, délirantes ou bancales, voire dangereuses" dont on a peur ou dont on rit. La même année, le médecin anglais Edward Jenner (1749-1823), membre de l'Académie des sciences en France, découvre la prophylaxie vaccinale antivariolique qui sera longue à être acceptée mais va sauver l'humanité de la terrible maladie. Sont effectuées les premières études sur les conséquences ignorées de l'insalubrité et de la pénibilité du travail.

- 1799 - Identification des pathologies. LE CHAMP DES SYMPTÔMES.

La France compte 28 millions d'habitants dont 550 000 parisiens, une forte natalité compense toujours la mortalité. La fin du XVIIIème siècle a été fertile en recherches cliniques identifiant des pathologies (maladies du coeur et des vaisseaux, angine de poitrine, gêne respiratoire, varicelle, croup, oedème des jambes, notamment). La description anatomique s'étend à des tissus et organes. La chirurgie progresse : extraction oculaire, chirurgie de guerre, chirurgie dentaire. Ces recherches sont l'oeuvre de quelques pionniers isolés. La phtisie, la petite vérole et les maladies endémiques demeurent les principales causes de décès. Ainsi que la dénutrition. Au fur et à mesure que s'étend le champ des connaissances. la médecine se spécialise.

Chapitre 4

Le XIXe siècle

Les élèves internes. Louis Pasteur, la contagion.
Radiologie. Anesthésie. La trousse du praticien.
De la charité à l'assistance obligatoire.
Les consultations hospitalières. Les services de médecine,
de chirurgie et spécialisés. Les directeurs.
Les infirmières vont aux cours. Les emplois, grades et
conditions de travail. Les syndicats.
Les conseils nationaux.

- 1801 - Toujours pas de femmes dans les salles d'hommes, ET INVERSEMENT.

De 1799 à 1804, le régime politique de la France est le Consulat. Le mot hôpital, jugé péjoratif n'est plus employé, il a été remplacé par "hospice". Le Concordat passé entre le Consulat et le pape rétablit la paix religieuse. Les soeurs hospitalières reprennent sous contrat leur uniforme. La nuit, une surveillante ou un surveillant de veille, garde les salles. Les responsabilités respectives des gestionnaires, des médecins, sages-femmes et pharmaciens, celles des soeurs et du prêtre desservant la chapelle de l'établissement ne sont pas définies, tout se fait par habitude, routine. Le système fonctionne empiriquement depuis des siècles. Tout va changer, le soin médical va être organisé.

- 1801 - Le Consulat crée les Hospices civils de Paris. ECOUTEZ LES MALADES. CONSULTEZ LES MEDECINS, LES SCIENTIFIQUES.

L'arrêté consulaire du 17 janvier crée les Hospices civils de Paris, nous l'avons vu le terme hôpital n'est plus employé ; ils sont chargés de secourir les indigents dans tous leurs besoins, le secours est une dette sacrée de la nation selon la Déclaration des Droits de l'Homme de 1793. Cet établissement public est administré, sous la présidence du préfet de la Seine, par un Conseil général des hospices de 11 administrateurs (dont le directeur de l'Ecole de médecine mais sans le préfet de police), le rôle de prison de l'hôpital est abandonné. Le conseil se réunit tous les 10 jours. Des médecins sont invités aux réunions, la compétence médicale entre à l'hôpital. Les conseillers ont la direction générale de l'institution. Mais ce sont les scientifiques, médecins, chirurgiens et pharmaciens qui détiennent la vérité soignante, aussi vont-ils être très opportunément associés à tous les processus de décision les concernant. Un agent de surveillance contrôle le personnel dans chaque établissement et est chargé, au moins sur le papier, de veiller à ce qu'aucun soin ne manque aux malades et indigents en se tenant en relation avec eux. Le malade commence, bien faiblement, à "être présent" dans le système hospitalier. Les services centraux de la Maison de l'administration se mettent en place sous l'autorité d'un secrétaire général.

- 1801 - 23 hospices et 15 000 lits. PLUS LES BUREAUX DE BIENFAISANCE ET LES PUPILLES DE LA NATION.

La fusion crée un effet d'échelle inattendu qui va faciliter le développement des activités médicales et sociales de la nouvelle institution, et la mettre pendant un siècle et demi à l'abri d'un risque concurrentiel, elle est trop grande pour cela. Sont réunis au sein des Hospices civils, les 14 hôpitaux et hospices publics gérés jusqu'en 1789 par les trois Bureaux de notables et les 9 établissements aménagés depuis cette date dans les locaux vacants ou nationalisés de congrégations dissoutes. Soit 23 établissements, dont 13 existent encore à la fin du XXème siècle tandis que 8 ont été reconstruits et transférés et 2 démolis. En tout 15 000 lits dont 5 000 seulement pour malades et 10 000 pour vieillards, infirmes et incurables. Auxquels s'ajoutent les Maisons de secours du Grand Bureau des pauvres et le Bureau des nourrices de l'ex Hôpital général. A Paris, chaque année, 5 500 nourrissons sont abandonnés aux Hospices civils. C'est encore plus le besoin de lits pour personnes âgées que celui des malades qui préoccupe les Hospices civils, l'investissement portera sur la création de maisons de retraite (Sainte-Périne dès 1807).

- 1801 - Profils de postes médicaux. LA MAISON DE L'ADMINISTRATION.

Les administrateurs membres du Conseil général des Hospices sont-ils les "inventeurs" de la réglementation qui ajoutant les textes aux textes deviendra au XXème siècle (1953-1956) le Code de la santé publique, force de transparence applicable à tous ? Ils vont par un premier réglement intérieur dynamiser le développement du grand système de protection sociale et médicale des pauvres de Paris, de ses faubourgs et banlieues. Ceci en définissant le statut des médecins, professionnels clés de voûte scientifique des services rendus à la population. La réglementation nationale n'existe pas. Ils vont la devancer de cinquante ans. Après consultation d'une

Commission médicale, le 23 février est signé un "Règlement général sur le service de santé" qui constitue la première clarification du "qui fait quoi et comment" en médecine. L'objectif est aussi d'organiser de la même manière tous les établissements. Est écrit comment sont recrutés et ce que font les médecins, chirurgiens, pharmaciens, élèves externes et internes et les sages-femmes (hiérarchie, responsabilités, tâches, horaires des visites, cahiers à tenir, gardes, discipline, congés, remplacements, limite d'âge, etc...). Les règles définissant le fonctionnement médical sont entrées dans l'hôpital.

- 1802 - Moyens d'enseignement et de gestion, RÉGIME ALIMENTAIRE, SALLES D'OPÉRATION.

Le règlement sur le Service de santé est divisé en sept chapitres et cent vingt et un articles. Un chapitre est consacré aux Moyens d'enseignement : cours d'anatomie, manuel des accouchements, instruction pratique sur les malades vénériens. Sont précisées les conditions de séjour des malades : une salle est réservée aux "arrivans" (futur service de la porte), les contagieux sont isolés, deux régimes de repas sont prévus, gras et maigre. Les grands établissements doivent être dotés d'une salle d'opérations et d'une salle des appareils (pansements, petit matériel chirurgical, etc...). Les cahiers de visites servent à établir les comptes de l'hôpital, voilà qui étonne mais il n'y avait alors aucun examen de laboratoire (arrivan est bien écrit sans t dans le texte de 1802).

- 1802 - Elèves. CHOIX DES PLACES SUR CLASSEMENT DE CONCOURS.

En créant l'externat et l'internat, les administrateurs des Hospices civils de Paris ont-ils eu conscience qu'ils instituaient des titres d'entreprise qui vont très vite prendre une valeur nationale et être transférables hors de l'hôpital en figurant sur les ordonnances des médecins ? La gestion centrale des élèves s'établit sur un principe simple et juste : leur classement lors des concours de recrutement, critère fondamental du mécanisme d'accès aux fonctions dont la durée est limitée à quelques années, temporaires. Selon le

Règlement général sur le Service de santé, les places "données" aux externes et internes ainsi qu'aux médecins ordinaires et chirurgiens de 2ème classe, le sont pour une durée limitée afin de permettre un renouvellement permanent des bénéficiaires de ces modes de formation. Le concours sur épreuves répond à l'attente des étudiants soucieux de connaître les règles du jeu du recrutement. En négatif le concours est couperet, il rejette définitivement les collés, ignore la formation continue. Le Règlement est en phase avec l'article 16 de la Déclaration des Droits de l'Homme et du Citoyen qui proscrit l'arbitraire (accès aux emplois publics selon le mérite).

- 1802 - Savoir de référence. ET ENTRAÎNEMENT INTELLECTUEL.

Les externes, premier grade, sont sélectionnés sur les préliminaires de l'art de soigner. Ils peuvent ensuite concourir à l'internat dont les épreuves portent sur l'art de guérir et la prescription. Est mesuré le savoir scientifique. Les chirurgiens de 2ème classe, fonction également temporaire, sont interrogés sur les bandages, l'appareil (instrumentation) et le manuel des opérations ; ils effectuent des exercices sur le cadavre. La procédure des concours est précise : questions tirées au sort, vote majoritaire des jurys, etc... La capacité à écouter le malade, les motivations au choix de la profession ne font pas encore partie des préoccupations de la sociologie. La préparation de concours sélectifs améliore la qualification, le goût et l'effort d'apprendre. La mobilité des internes au sein des Hospices civils assure la circulation de l'information médicale. Durée de l'internat, quatre années réparties en places pour un an ou six mois. Motivation également non prévue : le titre qualifie et prend valeur nationale. En 1942, le mot "élève" sera effacé dans le statut des internes. La préparation du concours se fait selon le système de l'éducation mutuelle ; ce sont les aînés, moniteurs officieux, qui préparent les candidats en petits groupes moyennant rémunération par ceux-ci ; le monitorat est entré à l'hôpital.

- 1802 - Enseignants et enseignés. INTERNES EN TUTELLE DES MÉDECINS ET CHIRURGIENS ET TUTEURS DES EXTERNES ET STAGIAIRES.

Les internes sont placés sous l'autorité et la responsabilité soignante des médecins et chirurgiens. Ils les assistent dans leurs visites des salles, recueillent les observations, concourent au service permanent de garde et effectuent des contre-visites d'après-midi. Ils encadrent les externes qui font les légers pansements et les saignées ; les stagiaires ne doivent qu'observer, ils n'appartiennent pas au personnel des Hospices. Les internes sont des enseignants en situation, grands frères, tuteurs des externes et stagiaires ceux-ci présents à titre personnel car les études de médecine ne comportent toujours pas de stages obligatoires. La salle de garde où les internes ont leur chambre et prennent leurs repas est un lieu de résonance de l'actualité médicale, d'échange et de diffusion des progrès des sciences de la santé. L'entrée de filles en salle de garde est strictement interdite par l'Administration. Des bibliothèques de médecine et de chirurgie subventionnées y sont aménagées. En 1924 l'Association des internes et anciens internes des hôpitaux créera une bibliothèque centrale de l'internat. Les internes sont des médecins et chirurgiens hospitaliers en formation et formateurs, il leur est interdit de passer leur thèse de docteur en médecine.

- 1802 - Commission médicale. POUR FAIRE PROGRESSER LES HOSPICES CIVILS.

Les élèves sont les professionnels de demain. En formant des externes et des internes, les Hospices civils de Paris préparent non seulement la marche en avant de la qualité médicale, de la recherche médicale et de l'espérance de vie mais se donnent les moyens de leur propre développement conduit avec la collaboration de leur corps médical. Il est difficile d'évaluer ce que la médecine, les médecins et plus encore la population doivent à l'internat des Hospices civils. Dans les hôpitaux parisiens vont s'instruire des générations de soignants les plus compétents, initiés à la clinique auprès des malades à haut risque. Vont également s'expérimenter, s'évaluer et se transmettre les savoirs améliorant et protégeant la santé publique. L'internat va constituer un puissant corps solidaire s'appuyant sur sa formation et une confrérie de "collègues". Les internes logés et nourris sont peu coûteux et, de plus, acceptent de travailler la nuit. En 1999, les internes en médecine et en pharmacie existent toujours. Recrutés sur concours mais par spécialités et régions, ils sont en médecine 2 700 à l'AP-HP. Les externes ont été remplacés par des étudiants hospitaliers au nombre de 3 000. Le titre plus largement partagé d'interne (spécialiste) n'a pas pris beaucoup de rides, il a même rajeuni avec les progrès de la médecine.

- 1802 - Faire concourir. RÈGLEMENT. JURYS. TANGENTES.

Les Hospices civils de Paris utilisent, nous l'avons vu, alors le concours mais seulement pour les recrutements de courte durée à objectif de formation professionnelle et non renouvelables, en quelque sorte les contrats de formation à durée déterminée. Par contre, les médecins, chirurgiens et pharmaciens chefs sont nommés au choix sur leurs titres, travaux et sur leur réputation ; ils sont réinvestis tous les cinq ans. Un premier tri des candidatures est fait par les conseillers des Hospices puis le ministre de l'Intérieur choisit sur des listes de trois noms. Ce qui maintient les droits traditionnels des autorités de l'Etat à pourvoir comme sous la royauté les postes publics de haut rang. Les dispositions du règlement sur le Service de santé relatives aux procédures de nomination sont constamment complétées au point d'en devenir le chapitre le plus important. Le recrutement sur concours n'est possible que grâce à une petite équipe centrale capable de les réaliser, soit quelques employés que les candidats désignent sous le nom de "tangentes".

- 1802 - L'école des sages-femmes des Hospices. RÉDUIRE LA MORTALITÉ À LA NAISSANCE.

La population attend des sages-femmes une plus grande sécurité des accouchements. Le métier d'accoucheuse est noble mais comporte aussi de hauts risques, des accouchements difficiles, des fièvres à l'issue trop souvent fatale. L'amélioration du savoir obstétrical théorique et pratique ouvre l'espoir d'une diminution de la mortalité. Le besoin d'une meilleure qualification des sages-femmes trouve une réponse dans l'ouverture le 30 juin à la Maternité de l'Hospice d'Enfer, ancien Noviciat de la Congrégation de l'Oratoire, sur décision de Chaptal, chimiste et ministre de l'Intérieur, tuteur des hospices, d'une école d'accouchement. L'école est annexée à la chaire hospitalière d'accouchement qui sera transférée en 1814 à la Maternité Port Royal où sont aménagés deux services : accouchement et allaitement. L'école est dirigée par la maîtresse sage-femme secondant le chirurgien. L'organisation de la scolarité fait l'objet d'une annexe au Règlement sur le Service de santé des Hospices civils.

- 1802 - Politique sanitaire de la ville. INSALUBRITÉ ET CHARLATANS TRAQUÉS.

La capitale compte maintenant 600 000 habitants dont seulement 40% sont des parisiens de naissance. Le préfet de police crée pour lutter contre le risque épidémique, un Conseil de la salubrité présidé par le pharmacien Parmentier. De nombreuses mesures d'hygiène de la ville sont prises (installation de fontaines supplémentaires, propreté des rues, interdiction des chiens errants, contrôle des marchés, déménagement des cimetières, les anciennes carrières servent d'ossuaires, etc...), encouragement à la vaccination antivariolique à laquelle la population ne croît pas encore. Mais aussi poursuite des nombreux charlatans qui s'enrichissent en sachant qu'ils compromettent la santé des parisiens naïfs prêts à les croire. En 1809, l'exercice de la pharmacie sans diplôme est interdit.

- 1803 - Les découvreurs hospitaliers. SOCIÉTÉS D'ÉMULATION.

L'hôpital est, sauf quelques maisons de retraite, gratuit et ses médecins peu payés. C'est l'intérêt scientifique et le caractère généreux et humain de la fonction qui motivent leur choix de venir tous les matins dans les salles de malades. La médecine parisienne devient un actif foyer de recherche et surtout d'enseignement. Fondation par Corvisart (1755-1821), médecin de l'empereur, spécialiste des maladies du coeur et de l'appareil respiratoire, d'une Société d'émulation diffusant en province et à l'étranger les découvertes et l'enseignement des maîtres parisiens. Parmi eux : Baudelocque, Bichat (1771-1802), Pinel, Broussais (1772-1838), Alibert (1766-1837), Dupuytren (1777-1835), Barthez (1784-1808) et Bretonneau (1778-1862). Théophile de Bordeu (1722-1776) a collaboré à l'Encyclopédie de D'Alembert, il effectue des travaux sur les cures thermales et émet l'hypothèse selon laquelle les maladies génératrices d'infection "sont causées par des semences venues de l'extérieur".

- 1810 - 1 000 professionnels dans le secteur santé à Paris. SECRET MÉDICAL.

Paris commence à se médicaliser. Les initiatives de la Convention pour former en plus grand nombre des médecins de meilleure qualification commencent à porter leurs fruits. Le secret du code pénal partagé entre les professionnels protège maintenant les malades dans leur personnalité et contre les abus de confiance. Ces premières règles de droit "médical" sont punitives pour qui ne les respecte pas y compris et plus encore à l'hôpital. Doivent le respecter les 550 médecins et chirurgiens installés à Paris (dont 120 titulaires du nouveau doctorat créé en 1794) ainsi que les 250 officiers de santé et 230 sages-femmes.

- 1814 - L'internat en pharmacie. ENCADREMENT DE LA PHARMACOPÉE, PREMIÈRES ANALYSES CHIMIQUES.

En 1803, les Hospices civils de Paris diffusent un formulaire des médicaments dont l'usage peut être proposé par les médecins. Les erreurs de produit et de dosage peuvent causer de graves préjudices aux malades. La prescription de nuit par les internes en médecine nécessite la présence permanente de pharmaciens délivrant ces produits et conseillant les internes. Création en 1814 d'un internat en pharmacie sur le modèle de l'internat en médecine avec, au concours, une épreuve de reconnaissance de plantes. En 1818 est publiée une pharmacopée nationale. En 1821, l'effectif du personnel pharmaceutique des Hospices civils comprend 9 pharmaciens en chef, dont le chef de la pharmacie centrale, 6 chefs adjoints et 31 internes qui suivent les visites, préparent les médicaments et assurent le service de garde. Les recrutements des pharmaciens sont identiques à ceux des médecins mais ils exercent à l'hôpital à plein temps avec interdiction d'avoir une officine en ville. A partir de 1827, les analyses d'urine, de sang, de substances toxiques se font dans les dortoirs, sur place.

- 1814 - Presses mécaniques. UN MANUEL D'ENSEIGNEMENT INFIRMIER.

La mémoire écrite de la médecine et des hôpitaux s'étend. L'invention des presses mécaniques industrielles donne un nouvel élan considérable à l'édition ; journaux et livres sortent des imprimeries qui se créent. Ce qui favorise la diffusion des manuels scolaires et motive des auteurs. Le docteur Emmanuel Fodéré (1764-1835), professeur de médecine légale à la faculté de Strasbourg publie un "Manuel des gardes malades, des femmes en couche et des enfants au berceau". La garde-malade est l'infirmière de ville et l'on retrouve dans le livre le thème des soins à la naissance, début de la puériculture. Le développement de l'édition et l'augmentation des lecteurs potentiels vont permettre la création en 1830 de la presse médicale française et internationale. Tous les médecins peuvent désormais suivre l'actualité médicale, les statistiques démographiques, épidémiologiques, etc...

- 1816 - Dix chaires hospitalières. Présentation de malades. Bilan annuel d'activité. TOILETTAGE DU RÈGLEMENT GÉNÉRAL SUR LE SERVICE DE SANTÉ.

Les progrès de la médecine, l'amélioration du séjour des malades, les besoins de l'enseignement nécessitent une adaptation des moyens des Hospices civils, leur évolution. Chaque année une Commission médicale (3 médecins et 2 chirurgiens) présente un bilan d'activité. Est ajouté au règlement de 1802 un chapitre sur les cliniques, services et moyens d'enseignement. Cinq établissements sont dotés de deux cliniques (médecine et chirurgie), l'Hôtel Dieu, la Charité, Saint-Louis, les Enfants malades, les Vénériens. Sont créés des amphithéâtres d'enseignement où, comme à la Charité, deux cents étudiants assistent aux cours ainsi qu'aux présentations de malades et aux opérations. A partir de 1856, les directeurs d'hôpitaux doivent autoriser les cours faits en dehors des services cliniques et dans tous les cas donner leur accord aux leçons sur les malades. Des pensions de retraite sont instituées pour les anciens médecins et chirurgiens chefs.

- 1816 - Laënnec. ENTENDRE L'INTÉRIEUR DU THORAX.

Entrée en médecine des toutes premières technologies du diagnostic. Laënnec (1781-1826), médecin de l'hôpital Necker découvre le stéthoscope. Il identifie les principales maladies du poumon. En 1818, travaux du physicien Augustin Fresnel (1788-1827) sur les ondes émises par la lumière. Broussais (1772-1838) fonde l'école physiologique. Le thermomètre médical ne sera utilisé qu'à partir de 1850.

- 1819 - Claude Saint-Simon. FORMATION, PROSPÉRITÉ ET BIEN-ÊTRE.

L'innovation mécanique est le puissant levier du progrès industriel. Son entrée dans les fabriques est subordonnée à la formation de techniciens, volet économique. Ceux-ci doivent savoir conduire leur vie, volet social. Ces deux constatations, selon Saint-Simon (1760-1825), sont "des principes philosophiques". Pour ses disciples, l'idée de formation se précise. Ils estiment que "l'instruction dont le peuple a le plus besoin est celle qui peut le rendre capable d'exécuter les travaux qui lui sont confiés". Ils considèrent que : "quelques notions de physique, de chimie, d'hygiène sont incontestables. Ces connaissances lui seraient les plus utiles pour se gouverner dans l'habitude de la vie". Premières initiatives de promotion sociale et professionnelle des adultes, le Conservatoire des arts et métiers de Paris créé en 1794, lance un programme de cours du soir gratuits pour la formation continue technologique répondant aux besoins de l'industrie. L'Association

Polytechnique organise des cours et conférences sur 13 thèmes de "science appliquée" dans 57 villes.

- 1821 - Des économes. POUR SURVEILLER RIGOUREUSEMENT LA DÉPENSE.

Les salaires sont fonction des connaissances et responsabilités attendues des titulaires de chaque grade, mais entrent aussi en jeu la situations financière de l'entreprises et le marché de l'emploi. La rigueur comptable est une préoccupation constante des Conseillers généraux des Hospices. Ils prennent toutes les décisions en dépense comme le faisaient les membres des trois Bureaux auxquels ils ont succédé. La rigueur doit s'appliquer en pratique à toutes les consommations qui doivent être surveillées. D'où la création d'un "grade" et d'un "cadre" d'auxiliaires des conseillers et du receveur central des Hospices, pour surveiller les fonds et le matériel : l'économe d'hôpital. Fonction instituée avant celle de directeur. Voici un exemple d'encadrement des dépenses : en 1827, une circulaire fixe le nombre des lampions que les hôpitaux peuvent utiliser lors des fêtes publiques. Aux économes de veiller à la bonne utilisation de cette fourniture.

- 1821- 243 infirmières et infirmiers. LEUR TRAVAIL "LAISSE À DÉSIRER". RECRUTEMENT DE PUPILLES.

L'effectif des Hospices civils est de 243 infirmières et infirmiers ayant à soigner 20 000 malades et vieillards 24 heures sur 24. C'est toujours l'affectation dans une infirmerie et non le grade qui distingue les infirmiers et infirmières du personnel servant, les salaires et conditions de travail ne diffèrent pas. Les petits soins de chirurgie, les pansements sont faits par les externes et les internes selon les billets de salle suspendus au pied des lits. La Commission médicale estime dans ses rapports que les services du personnel "laissent beaucoup à désirer", ceci malgré la présence des soeurs. Le Conseil général décide que le recrutement des infirmières et infirmiers se fera dans la "Maison des orphelins et enfants trouvés" et parmi les anciens pupilles des Hospices.

- 1823 - Pour seconder les professeurs, des chefs de clinique. ANCIENS INTERNES ET FORMATEURS.

Après les professeurs des chaires hospitalières sont créés les chefs de clinique. Nommés par la Faculté de médecine, ils les aident dans leur enseignement aux étudiants. Le titre et la fonction vont entrer dans la filière promotionnelle des internes désirant concourir au "Bureau central" des Hôpitaux de Paris. Ils font après leur internat, un clinicat d'un an ou deux qui est aussi pour eux un complément de formation. Les "chefs" constituent pour la Faculté de médecine des intervenants peu coûteux à fort niveau d'investissement intellectuel et pour les patrons des collaborateurs actifs. Leur présence va permettre de rendre le stage hospitalier des étudiants en médecine obligatoire en 1841. La médecine accomplit des progrès significatifs : le phénomène de transmission des maladies par la contagion est mis en évidence pour la rage en 1813 par De Salm, la diphtérie en 1821 par Bretonneau (1778-1862), la muscarine du ver à soie en 1837 par A. Bassé, la maladie charbonneuse des animaux en 1850 par Davaine (1812-1882) et Rayer (1793-1867). Mais c'est Pasteur qui verra le premier dans ses microscopes les microbes.

- 1829 - Des services, un Bureau central. POINTS D'APPUI MÉDICAL DE L'AP À PARIS.

Grande mutation de l'organisation médicale des Hospices civils. Pour la réaliser, les administrateurs du Conseil général des hospices vont découper les hôpitaux généraux et spéciaux en services médicaux. Les progrès de la médecine nécessitent un accroissement du corps médical. Extension qui va se faire sans difficulté en adaptant le Règlement général sur le Service de santé et en puisant dans le réservoir des anciens internes. L'équipe médicale de chaque établissement est remplacée par des équipes intervenant dans un périmètre géographique limité, le service, réunissant au moins une salle d'hommes et une salle de femmes. Ce qui entraîne un accroissement des effectifs médicaux. Une filière sélective sur concours est ouverte aux anciens internes ; sont créés les corps de médecins et de chirurgiens "des hôpitaux de Paris" nommés pour cinq ans renouvelables. Ils constituent lors de leur réussite au concours, un "Bureau médical central" sorte de réserve disponible, de pool, pour faire face aux imprévus ; ils assurent principalement les remplacements des chefs de service et bientôt les consultations. A partir de 1856, seuls les membres du Bureau central peuvent être nommés "chefs de service" au choix des places vacantes ou créées, choix effectué selon l'ancienneté de concours. Ils sont ensuite mutés sur leur demande toujours sur le critère du rang de concours. Sélectionnant des praticiens de grand savoir théorique et pratique, le concours va susciter des vocations familiales ; être fils de patron sera un atout pour faire carrière à l'AP à Paris. Inconvénient, les services vont être pendant cent ans administrativement isolés entre-eux ; ils le seront moins en matière médicale en raison de la bonne entente entre les patrons tous issus de l'Internat et bientôt de l'émergence de grands patrons chefs d'écoles.

- 1829 - Consultation centrale d'admission des malades. SECOURS ET VACCINATION.

Il n'y a pas encore de consultation dans les hôpitaux, les malades ne sont soignés qu'en hospitalisation ; le secteur vieillards, celui des hospices, est toujours beaucoup plus important que celui des malades. La seule consultation est centrale, elle a essentiellement pour but de trier, de refuser éventuellement les admissions non justifiées, elle n'est pas un lieu de prescription mais de régulation. Les médecins et chirurgiens du Bureau central sont chargés d'effectuer ces visites à la Maison de l'administration (place du parvis de Notre Dame). Ils examinent également les personnes sollicitant un secours auprès des Bureaux de charité. Lors des épidémies, la consultation centrale permet de mieux diriger, répartir, les malades entre les hôpitaux groupés en circonscriptions géographiques, la dimension facilite la gestion des malades. Les médecins pratiquent la vaccination antivariolique, les Hospices civils de Paris sont entrés dans l'ère de la prévention.

- 1833 - Un amphithéâtre de démonstration anatomique. CLAMART.

Ouverture rue du Fer à Moulin (quartier Clamart du nom d'un ancien propriétaire) d'un Amphithéâtre d'anatomie recevant les "corps non réclamés" des malades décédés dans les hôpitaux. Première Ecole de chirurgie assurant pour les externes et internes des cours, des dissections et démonstrations anatomiques. Les emplois d'enseignants (aides et prosecteurs) font l'objet d'une annexe au Règlement général sur le service de santé. L'école fonctionne toujours à la fin du XXème siècle assurant notamment des cours de perfectionnement en chirurgie.

- 1836 - Le grade de directeur d'établissement. DIRIGER.

Quatre vingt douze agents sont employés à la Maison de l'Administration centrale, les établissements étant répartis en trois Divisions. Après la création du Bureau central médical, l'organisation des emplois de responsabilité s'étend à la fonction administrative. Est créé un recrutement central sur concours d'agents du cadre administratif. Voient le jour, la fonction et le grade de directeur d'établissement, pourquoi ? : "Afin de relever aux yeux du public et des malades le caractère et l'autorité du représentant de l'administration dans les établissements". Les commis-rédacteurs, premier grade de la fonction direction, sont recrutés par concours (connaissances en littérature, histoire et droit). Leur promotion se fait dans deux corps distincts. Soit comme chef de bureau à l'Administration centrale où ils remplacent les agents de la commission centrale de surveillance crée en 1801. Soit comme directeur d'un hôpital ou secrétaire-trésorier d'un bureau de bienfaisance.

- 1836 - Piétons allant au Centre. LIAISON HIÉRARCHIQUE.

Principale attente des services centraux à l'égard des directeurs d'établissements : l'esprit d'économie. Ils doivent : "veiller sur place 24 heures sur 24 au bon ordre et à la rigueur des dépenses de toute nature". D'où leur logement. Depuis le début du siècle, les règles de droit : administratif, civil, pénal et financier sont entrées en gestion publique et beaucoup moins en relations sociales. Les agents du corps de direction sont des juristes à mission "anti gaspillage". Les principales insomnies des directeurs sont : les plaintes de malades pourtant peu nombreuses mais remontant à l'Administration centrale, le surencombrement l'hiver, le dirigisme des bureaux du Centre taxés d'incompétence et surtout les vols de vivres et de matériels, principalement du linge. Les directeurs appliquent les notes, arrêtés et circulaires de la Maison de l'administration leur demandant toujours de dépenser moins, afin de limiter "la recette d'équilibre" du Conseil municipal au compte des contribuables parisiens. Des agents "piétons" font voyager le courrier entre leur établissement et la Maison de l'Administration ; à la fin du siècle ils seront remplacés par des cyclistes.

-1836 - Le personnel sous statut. GRADES ET ÉCHELONS.

La durée de la journée de travail est de 14 heures. Les emplois du personnel hospitalier distinguent : les garçons et filles des services généraux, les portiers, magasiniers, cuisiniers et services analogues, le personnel des salles de malades, infirmiers et infirmières, sous-surveillantes et surveillantes (cadre de 800 postes de gradés laïcs). Le personnel de l'Administration centrale comprend des expéditionnaires, commis, sous-chefs et chefs de bureaux. Le personnel ouvrier est réparti en deux classes et des chefs. Sont créés dans chaque grade des échelons gravis en principe (sauf punition) selon l'ancienneté, tous les deux ans. Le personnel administratif est recruté sur concours. Deux bureaux embauchent le personnel de service, l'un masculin, l'autre, féminin.

- 1836 - Lourcine, Saint-Lazare. TOUJOURS LES MALADIES VÉNÉRIENNES

Une des priorité des Hospices demeure l'isolement et le soin des vénériens. L'extension de la population parisienne facilitée par le chemin de fer entraîne celle de la prostitution et des maladies sexuelles. Les Hospices civils font l'acquisition de l'ancien couvent des Clarisses (quartier Saint-Hippolyte) pour le soin aux femmes atteintes de maladies vénériennes. L'hôpital porte le nom de la rue où il est situé, Lourcine, puis Broca (1892). En 1834, la prison Saint-Lazare s'est médicalisée, la visite obligatoire des pensionnaires des maisons de "tolérance" et des "tapineuses" de trottoir mises "en carte" est instituée.

- 1837 - Fidéliser le personnel. PREMIÈRES MESURES SOCIALES. RETRAITE, SOINS GRATUITS.

Les servantes et servants dont beaucoup sont des migrants des campagnes constituent les bras soignants et ouvriers de l'hôpital. Le social commence à humaniser leurs conditions de vie et de travail. Le personnel a toujours été nourri et logé dans son hôpital. Avantages non négligeables imposés par l'absence de moyens de transports bon marché. Des agents ne sortent jamais de la cour de l'établissement, n'ont pas de famille à Paris. Quelques non logés perçoivent une petite indemnité compensatrice. Le personnel ancien est considéré comme plus "expérimenté". Les Hospices cherchent à le fidéliser. En 1809 a été créé un fonds de retraite et de pension. La grande majorité des agents demande à passer leurs derniers jours dans les hospices. En 1837, le statut des médecins et chirurgiens des hôpitaux puis des bureaux de bienfaisance est complété par une obligation d'examen gratuit des employés et sous-employés auxquels des médicaments sont délivrés gratuitement.

- 1839 - Les agents damnés de l'hôpital. MORALITÉ, HAUTE PAYE.

Grand progrès social : le personnel "bénéficie" d'une demi journée de repos par semaine quand elle n'est pas supprimée par punition. Le régime de travail est assez comparable à celui des gens de maison et hommes de peine, en plus lourd et stressant. Le "petit personnel" des Hospices civils est toujours l'objet de sévères critiques dans la presse et formulées par la Commission médicale des Hospices. Lui sont reprochés, principalement, les pourboires que versent les malades pour de meilleurs aliments, les petits vols de matériel et une tendance éthylique masculine aussi observée dans de nombreuses autres professions. Le chapardage est un vice de société imputé depuis toujours aux pauvres. L'argent de la chose publique n'appartient à personne pensent-ils. Est mis en cause leur apprentissage moral jugé inexistant. Les riches volent autrement disent les pauvres qui exercent des fonctions mal payées bien que pénibles et rebutantes avec de graves risques de mortalité principalement dans les services d'enfants où les maladies contagieuses sont toujours présentes avec des pointes redoutables chaque printemps. Qui amènent l'institution à créer une haute paye dite de contagion attribuée au personnel des services de contagieux et de désinfection (salubrité).

- 1839 - Eviter les internements arbitraires. LES ALIÉNISTES DES HOSPICES. L'ÉCOLE DE LA SALPÊTRIÈRE.

Le problème posé par les internements arbitraires dictés par l'intérêt financier des familles pour écarter un parent d'un héritage ou même en vue de l'élimination d'un adversaire en le faisant interner n'est pas une nouveauté. Une ordonnance sur les asiles d'aliénés en France fait désormais intervenir les préfets dans les procédures d'internement d'office. Pour l'application de la loi, l'AP à Paris complète son Règlement général sur le service de santé et crée un corps de médecins aliénistes. Des pavillons d'aliénés existent à la Salpêtrière et à Bicêtre depuis plus de 200 ans. Ils deviennent services. Leurs médecins vont apporter une contribution scientifique mondiale à l'étude et à l'enseignement de la psychiatrie et de la neuro-psychiatrie puis de la neuro-chirurgie. L'école de la Salpêtrière va attirer des savants du monde entier.

- 1845 - Journée de 12 heures et 1/4 au lieu de 14. MESURE SOCIALE.

Mesure considérée comme sociale, la durée annuelle du travail est ramenée aux Hospices civils à 3 800 heures (80 par semaine), repas compris. Dans beaucoup d'entreprises, la durée du travail est encore de 84 heures hebdomadaires et les bonnes à tout faire, le personnel domestique, n'ont dans le privé ni horaire, ni congés. Les repos sont identiques pour tout le personnel des Hospices civils. Les médecins et chirurgiens du Bureau central et les médecins et chirurgiens chefs doivent être présents au moins 3 heures tous les matins. Les internes ont des obligations de travail matin, après midi et nuit par roulement, ils sont devenus la cheville ouvrière de la médecine hospitalière sous le contrôle scientifique des patrons et chefs de clinique.

- 1849 - La seconde République. L'AP à PARIS et son directeur.

Depuis février 1848, en raison des évènements révolutionnaires, les conseillers des Hospices ne se réunissent plus. En décembre le prince Louis Napoléon Bonaparte est élu président de la Seconde République. Par la loi du 10 janvier 1849, l'Administration générale de l'Assistance publique à Paris (AP à Paris) succède aux Hospices civils. Le rôle formateur de l'institution n'est toujours pas officialisé. La légitimité de l'AP à Paris est centrée sur l'assistance, titre qui lui est donné, grand bouclier face au chômage étincelle de la révolution ; elle demeure concrètement le grand réseau médico-social public des pauvres de Paris et de ses banlieues. Participant, toujours sans obligation légale, à la formation des élèves et stagiaires médecins, pharmaciens et sages-femmes, elle assure ses activités sans relation avec la médecine libérale encore embryonnaire mais elle n'a aucun monopole.

- 1849 - Un directeur fonctionnaire d'autorité. GRAND COMMIS.

La surveillance du pouvoir central sur les faubourgs d'où explosent les révolutions est renforcée. L'heure est à la mise en place de fonctionnaires jouant, sous le concept confus de "séparation des pouvoirs", le rôle de "fusibles" plus faciles à remplacer par les gouvernements qui les nomment qu'un conseil. En outre, il est plus aisé de dépenser l'argent des hôpitaux et des bureaux de bienfaisance que de remplir leur caisse ; il faut donc resserrer les boulons gestionnaires, résultat que l'on pense pouvoir obtenir en confiant ce rôle à des fonctionnaires plutôt qu'à des notables. Mais surtout, l'assistance, même très parcimonieuse, est le seul moyen économique de calmer les miséreux. La lutte contre le chômage par l'ouverture d'Ateliers nationaux a été un cuisant échec. La direction administrative centrale des Hospices civils de Paris est retirée à leur Conseil général et à sa commission exécutive pour être confiée à un seul directeur. L'AP à Paris, barrière de sécurité pour les mieux nantis craignant les révoltes est toujours une administration communale annexe de la préfecture-ville (sans maire). Le directeur et, à ses ordres, le secrétaire général l'administrent sous la tutelle du préfet de la Seine placé lui-même sous le contrôle du ministre de l'Intérieur et celui-ci dispose du pouvoir de nomination et de révocation des deux hauts gestionnaires. Le directeur de l'AP à Paris exerce son autorité à l'intérieur de la Maison de l'administration et à l'extérieur sur tous les établissements de l'institution ; le rôle des directeurs d'hôpitaux dont la loi ne fait pas mention n'est pas modifié. L'avis des personnalités municipales et médicales s'exprime au sein d'un Conseil de surveillance lui aussi désigné par le gouvernement mais seulement consultatif alors que le Conseil des Hospices décidait. Il comprend des médecins hospitaliers. Le directeur de l'AP est investi des pouvoirs de gestion prévisionnelle et au quotidien ; il est aussi ordonnateur des dépenses, signe les pièces de paiement (les mandats) que son receveur règle.

- 1849 - Les médecins nommés sur concours. STATUTS NON MODIFIÉS.

Pour l'usager, la réforme de 1849 n'est pas perceptible à l'exception du changement de titre. L'organisation médicale est, elle, purement et simplement confirmée. Les médecins chefs titulaires d'un service de médecine ou de chirurgie font carrière hors du statut de fonctionnaire, ils sont cependant agents de l'AP à Paris. Ils gardent une indépendance quasi totale à l'égard de l'institution et de son directeur ; sont nommés par le ministre de l'Intérieur médecins ou chirurgiens des hôpitaux de Paris sur les résultats de concours internes dont les jurys sont composés de chefs de service. Les chefs de service sont affectés aux "places vacantes" sur le critère rigoureux de l'ancienneté de concours. Les médecins s'organisent en une Société médicale des Hôpitaux de Paris qui, outre ses travaux scientifiques, assure en fait leur autogestion collective pour ce qui concerne les affections, leur président présente également les demandes d'évolution de leurs statuts, les modifications à apporter au Règlement général sur le

Service de santé. Les élèves en médecine et le personnel administratif de direction sont toujours eux aussi recrutés sur concours. Leurs statuts, ceux de tout le personnel laïc, ne sont pas non plus modifiés. Il en est de même pour les soeurs dont les Ordres sont sous contrat de service. Mais tous les grands changements de la seconde moitié du XIXème siècle ne vont pas tarder à se produire sous la poussée des usines, des progrès technologiques, scientifiques et sociaux.

- 1850 - Courbe démographique du personnel de santé. FORTE HAUSSE. CHEFS DE SERVICE CONSULTANTS EN VILLE.

Les réformes de l'enseignement secondaire, celles des facultés de médecine, l'extension de leurs chaires hospitalières ont produit l'effet attendu. La France compte 25 000 médecins et 17 000 officiers de santé. Aucune femme n'est médecin, officier de santé ou pharmacien. Installation dans les villes qui s'étendent de médecins de quartier faisant appel en consultation pour les malades de conditions aisées présentant des "cas difficiles" aux professeurs et chefs de service hospitaliers des grandes villes qui, participant aux progrès de la médecine, deviennent experts consultants. Les soins infirmiers sont assurés en France par environ 12 000 professionnels "gardes-malades ou infirmières" non diplômés, dont 7 600 religieuses et religieux.

- 1851 - Omnibus parisiens, chemins de fer, paquebots. CLARIFICATION HOSPITALIÈRE NATIONALE. CONGRÉS MEDICAUX.

Première grande clarification nationale entre établissements pour personnes âgées et établissements pour soins aux malades. La loi du 7 août 1851 sur l'organisation des secours hospitaliers institue le principe de l'hospitalisation des vieillards, infirmes et incurables dans des établissements ou des services différents de ceux accueillant les malades relevant de soins dits aigus. Ce qui va entraîner l'extension du secteur médicalisé mais faire du vieillissement un phénomène non médical. Est-ce un choix de société lié aux disponibilités financières publiques ? A la même époque le développement des moyens de transport terrestres et maritimes permet les premières réunions mondiales. Se déroule à Paris une Conférence sanitaire internationale. En 1863, le Congrès de Genève élabore une Convention internationale initiant le droit en temps de guerre (neutralité des services sanitaires). En 1878 a lieu un congrès mondial d'hygiène, nouvelle discipline sociale et bactériologique. En 1880 est signée la première Convention internationale de réciprocité du diplôme de docteur en médecine avec la Principauté de Monaco.

- 1853 - Instrumentation. PROTOCOLES CHIRURGICAUX.

Après le stéthoscope, l'instrumentation médicale s'étend. Les chirurgiens hospitaliers utilisent des pinces hémostatiques et les médecins de nouveaux instruments d'exploration clinique : endoscope, cystoscope, ophtalmoscope, laryngoscope. Le plâtre est utilisé pour la réduction des fractures. Les dentistes sont équipés de fraiseuses. Les actes opératoires de plus en plus complexes sont techniquement codifiés par les publications des chefs de service. Se précisent la typologie et la codification des actes.

- 1856 - Les soins externes. CONSULTER À L'HOPITAL, FORMER EN CONSULTATION.

Pour l'AP à Paris, tournant médico-social de la seconde moitié du siècle. Tous les parisiens peuvent maintenant aller se faire soigner à l'hôpital en consultation. Premier grand progrès dans les services rendus par l'AP à Paris aux parisiens. Les consultations étendent également les moyens de formation des étudiants en médecine. En particulier l'exposé des cas difficiles devant le patron. La consultation centrale d'admission dans tous les établissements est fermée. Des consultations gratuites de médecine et de chirurgie sont ouvertes dans tous les établissements. Elles sont assurées à tour de rôle par les chefs de service ou les membres du Bureau central. Les parisiens se rendent à l'hôpital voisin de leur domicile pour consulter et pour leurs petits soins. Inconvénients, des notes du directeur rappellent périodiquement que les élèves externes et internes n'ont pas qualité pour faire seuls les consultations, n'étant pas suffisamment qualifiés, non docteurs en médecine et non autorisés par le règlement. Le rôle concurrentiel avec la médecine de ville amplifié par l'extension des consultations se justifie par la gratuité de l'hôpital, lieu de soin des petites bourses. Il y a deux AP à Paris : avant et après les consultations.

- 1860 - Deux mille cinq cents agents. DE TOUS GRADES. DEUX ÉCOLES DE SAGES-FEMMES.

En 1858, le siège de l'AP à Paris jusque-là situé place du parvis de Notre-Dame est transféré place de l'Hôtel de Ville. Elle administre 22 établissements (14 hôpitaux dont 6 spécialisés et 8 hospices). Elle soigne annuellement en hospitalisation 90 000 adultes et enfants avec un pourcentage de décès de 10%. Trois de ses six hôpitaux spéciaux sont consacrés aux malades vénériens, les soins étant gratuits pour les femmes et pour les enfants de moins de trois ans. La capacité des huit hospices (dont l'hospice des Enfants assistés) est de 12 500 administrés avec 15% de décès annuels. Le corps médical hospitalier comprend 91 médecins, 42 chirurgiens présents le matin, 18 pharmaciens et 222 élèves internes et externes. Sont employés dans les salles 1500 agents (non compris les 250 religieuses et les aumôniers). Tandis que 360 employés travaillent dans les bureaux et services généraux. Pour lutter contre le grand paupérisme des faubourgs, l'AP à Paris fait fonctionner la "filature des indigents" procurant du travail aux pauvresses adressées par les commissaires de police, les curés et les bureaux de bienfaisance. Elle administre deux écoles spéciales de formation de sages-femmes (Maternité Port Royal et hôpital des Cliniques).

- 1861 - Louis Pasteur. L'ANALYSE MICROBIENNE. CONTAGION.

L'obstétricien autrichien Philippe Semmelweis (1818-1865) a fait observer mais vainement que les étudiants en médecine transmettent aux parturientes des infections venant des salles d'autopsie, véhiculées par leurs mains qu'ils ne lavent pas. Publication par le Normalien Louis Pasteur (1822-1895), professeur de sciences à la Sorbonne, d'un mémoire sur : "Les groupuscules organisés qui existent dans l'atmosphère". En 1865, les infiniment petits passent du soupçon à la réalité, l'illustre savant les voit dans son microscope. En1878, ils sont dénommés "microbes". Selon l'agent infectieux en cause, les pathologies contagieuses sont virales, bactériennes ou parasitaires. La lutte contre l'infection, l'analyse bactériologique et la prophylaxie entrent en médecine. Toutes les pratiques de travail des médecins, chirurgiens, accoucheurs, infirmières, servants et servantes doivent être repensées pour devenir non contaminantes. Véritable révolution à l'hôpital. Le respect rigoureux des règles d'hygiène se heurtera longtemps aux traditions. D'où les prochaines mesures d'éducation et de formation en hygiène du personnel. Des médecins restent persuadés de l'efficacité du pansement sale.

- 1865 - Médecine expérimentale. JUGER LES CONSÉQUENCES DE SES ACTES.

En 1861, le philosophe Anglais Herbert Spencer (1821-1903) étudiant l'évolutionnisme et le transformisme estime que l'éducation morale et physique ont pour but "d'apprendre à chacun à juger (par lui-même) ses actes en raison des conséquences qu'ils entraînent" ce qui met en cause la traditionnelle obéissance aux autorités supérieures et maîtres à penser qui rassure. Claude Bernard, formé à l'AP à Paris est formel, l'expérimentation sur l'homme ne peut être entreprise par le médecin ou le chirurgien, garant de la médecine, qu'à condition qu'elle n'entraîne aucun inconvénient pour le sujet. C'est au médecin à respecter le malade sans que le malade ait à exiger de se faire respecter. Il est amoral, dit-il, "d'essayer sur les malades dans les hôpitaux des remèdes plus ou moins dangereux ou inactifs sans qu'on les ait préalablement expérimentés sur des chiens", "la vérité des hypothèses" doit être prouvée. A l'hôpital c'est avant d'accomplir un acte que ses conséquences doivent être mesurées et non lorsqu'un accident s'est produit.

- 1865 - Les découvertes. TECHNOLOGIES ET SCIENCES APPLIQUÉES OU IGNORÉES.

A partir de 1831, sont découvertes les propriétés anesthésiantes de l'éther et du chloroforme puis de la cocaïne. En 1846, sont inventés les appareils d'anesthésie qui révolutionnent la chirurgie. Les chirurgiens abordent désormais de nombreux organes auxquels ils n'osaient toucher, notamment les viscères abdominales, le poumon, les organes gynécologiques ; l'appendicite aiguë est opérée en urgence. Grâce aussi aux progrès de l'instrumentation. En 1865, le religieux et botaniste autrichien Gregor Mendel (1822-1885) publie ses travaux expérimentaux sur l'hérédité, realisés à partir d'expériences sur l'hybridation des plantes. Personne n'y porte attention avant 1900. Il y a des grandes découvertes qui n'intéressent pas, elles n'ont pas d'effets pratiques observables. En 1867, le pasteurien accoucheur, Stéphane Tarnier (1828-1897) met à l'AP à Paris au point un modèle de couveuse. La mortalité des nouveaux nés de moins de deux kilos passe de 66% à 4%.

- 1866 - Directives "anti-contagion". LES BLOUSES BLANCHES.

Le chirurgien anglais Joseph Lister (1827-1912) observe le pouvoir anti-microbien de produits chimiques. Il emploie l'acide phénique pour détruire les microbes qui se sont déposés sur les plaies. L'usage des antiseptiques, la stérilisation, font reculer l'infection nosocomiale d'une manière spectaculaire sans la faire disparaître totalement. Le taux de mortalité des accouchées passe entre 1870 et 1880 de 10 à 1%. Blouses blanches, tabliers dits "de médecins" deviennent des vêtements de travail et le symbole social des professions de santé sous le signe de la pureté. Les médecins quittent redingote et haut de forme au vestiaire de l'hôpital, se lavent les mains plus souvent ; la contamination véhiculée par le personnel et les étudiants va demeurer encore longtemps l'un des principaux fléaux de l'hôpital et de toute la société. Les gants en caoutchouc sont mis en vente. Les services centraux de l'AP à Paris commencent à multiplier les directives "anti-contagion", créent des salles d'isolement. Interdiction est faite aux internes des matemités de sortir de leur service en blouse, etc... Il faut changer souvent les vêtements de travail dit une instruction de 1882, etc...

- 1867 - Les médailles d'or de l'internat. ENCOURAGER LA RECHERCHE.

Pour encourager les internes à participer à la recherche médicale, l'AP à Paris a créé en 1856 des prix annuels de l'internat, les Médailles d'Or de médecine, de chirurgie et de pharmacie. Les découvertes en médecine sont non moins importantes qu'en chirurgie, elles décrivent de nombreuses pathologies ; notamment, les maladies de Parkinson, de Basedow, d'Addison, l'acromégalie et l'aphasie. La chimie biologique progresse, la bactériologie fait une timide entrée dans les hôpitaux. Découverte notamment des plaquettes sanguines, des fibres nerveuses, du phénomène d'osmose, de la fonction glycogénique du foie, des mouvements cardiaques et respiratoires. Toutes connaissances que les soeurs et le personnel ignorent totalement.

- 1867 - Cours secondaires de jeunes filles. L'AP À PARIS VEUT RECRUTER DES JEUNES FILLES INSTRUITES.

En 1833, sous la monarchie du "roi citoyen" Louis-Philippe 1er (1773-1850), la loi Guizot (1787-1874) a réorganisé l'enseignement primaire, les programmes comprennent "une instruction morale et religieuse". Honorant la promesse de la République, en 1850, la célèbre loi Falloux (1811-1886) institue la liberté des enseignements secondaires et universitaires tout en les plaçant sous l'autorité de fait de l'Eglise catholique. En 1867, la loi Duruy (1811-1894), ministre de l'instruction publique se préoccupe de la scolarisation des filles : les communes de plus de 500 habitants doivent avoir une école de filles. Les jeunes filles ont accès aux cours secondaires. Grand changement de société dont l'AP à Paris espère bénéficier en recrutant un personnel féminin instruit. Elle n'a pas le choix, le malade pour être bien soigné doit l'être par du personnel "lettré" et formé.

- 1869 - Jean-Martin Charcot, chef de service à la Salpêtrière. DES COURS DU SOIR. GRAND ÉLAN DE L'ÉDUCATION POPULAIRE.

A la Salpêtrière des cours du soir sont faits par l'éminent psychiatre Jean-Martin Charcot (1825-1893) avec pour thème, "le vieillissement". Interprètes du comportement humain les neuro-psychiatres portent un regard nouveau sur l'homme. Le besoin de savoir est désormais un des principaux désirs de société. A cette date, 320 000 adultes suivent en France des cours du soir d'enseignement élémentaire, 80 % d'entre-eux sortent ainsi de l'illettrisme. Et, 473 000 auditeurs et auditrices sont présents aux cours professionnels et pratiques abordant les progrès des technologies. Ou suivent des cours socio-éducatifs de santé publique : lutte contre l'alcoolisme, anti-microbienne, hygiène, mortalité infantile, accidents du travail, etc... La médecine du vieillissement, la gérontologie, se développera seulement 100 ans plus tard en même temps qu'augmentera avec l'espérance de vie, le nombre des personnes âgées bénéficiant d'une couverture sociale.

- 1874 - Avoir son certificat d'études. DIPLÔME MOTIVANT.

La guerre et la défaite de 1870, le siège de Paris et la famine, atteignent douloureusement les établissements de l'AP ; une cinquantaine d'agents en sont les victimes, l'hospice des Ménages et la pharmacie centrale sont bombardés, l'incendie de l'Hôtel de ville et de l'Administration centrale détruit la majeure partie des archives de l'institution. En vue d'éviter le renouvellement de la défaite est créé le service militaire d'une durée de un an ou de cinq selon le hasard du tirage au sort, les fils de famille paient un remplaçant ; la formation militaire se veut à la fois patriotique et technique. Les appelés font leurs classes pour la défense nationale. En 1874 est créé le certificat d'études primaires, diplôme dont l'obtention motive des générations d'écoliers qui ont recollé le peloton de queue des diplômés et sont sortis de celui des exclus de la communication écrite, ils savent lire et compter. Les maîtres d'école, les instituteurs, sont fiers de leur pourcentage de réussite bien qu'encore très faible dans les petites communes de campagne. Mais les écoles des mairies ne sont-elles pas des écoles sans Dieu ?

- 1877 Départ des Ordres religieux. SURVEILLANTES LAÏQUES APPRENEZ À VOS COLLABORATEURS À TRAVAILLER.

Dans le courant de laïcisation du pays et de ses service publics de la fin du XIXème siècle, les conventions passées par les autorités hospitalières avec les congrégations religieuses de soeurs commencent à ne pas être renouvelées à leur échéance. A Paris, 17 établissements sont concernés. Les religieuses (15% des effectifs) tiennent les postes d'encadrement du personnel hospitalier. Vives réactions de quelques médecins chefs de service et de journalistes. La cornette est dans beaucoup de régions la coiffure traditionnelle des femmes ; le voile reste celle du personnel hospitalier féminin. Il n'est rien changé au statut des aumôniers officiant dans les chapelles hospitalières et les malades peuvent à tout moment faire venir le représentant de leur culte. Cependant en 1882, une circulaire du directeur de l'AP à Paris précisant le rôle du personnel d'encadrement rappelle aux surveillantes, sous-surveillantes et suppléantes qu'elles doivent, comme le faisaient les soeurs, montrer au personnel placé sous leurs ordres l'exemple de l'assiduité, du travail et des soins à donner aux malades. Les surveillantes laïques ne bénéficient pas de la respectueuse déférence que le personnel avait vis-à-vis des soeurs. Le départ des religieuses se fera progressivement, les Augustines quitteront l'Hôtel Dieu en 1908 ; en 1950 des surveillantes, soeurs de Saint Vincent de Paul, seront toujours présentes pour quelques années à l'hôpital Boucicaut et à l'hospice Debrousse.

- 1878 - Investissement d'avenir. DES COURS INFIRMIERS POUR BIEN SOIGNER. ENSEIGNEMENT EN DEUX PAQUETAGES. AVENTURE RÉUSSIE.

L'AP à Paris invente un système de formation non clos sur lui-même, en prise directe avec la société, le personnel et sa production évolutive. L'année où Louis Pasteur déclare à l'Académie de médecine "qu'il est préférable de prévenir par l'aseptie (dont le lavage des mains), la venue des microbes que de guérir les graves maladies qu'ils véhiculent", l'AP à Paris ouvre ses deux premières écoles d'infirmières. Nouveau projet social majeur à double finalité : la sécurité des malades et la promotion sociale du personnel. Elle propose des cours du soir en deux paquetages : enseignement général et enseignement infirmier. En 1866, Jean Macé (1815-1894), écrivain, a fondé la "Ligue de l'enseignement", c'est aussi dans ce grand courant humaniste d'habilitation de l'Homme s'appuyant sur la lutte contre l'ignorance que se situent ces cours faits par des praticiens. Les détenteurs du savoir, médecins, pharmaciens et directeurs le transmettent à leurs collaborateurs qui n'y ont pas eu accès. L'AP à Paris prend place parmi les premières institutions européennes ayant créé un enseignement infirmier. Il existe des écoles depuis peu de temps à Kaiserwerth (Allemagne), à Londres (Florence Nightingale), à Lausanne (madame de Gasparin) et à Paris où des cours ont été ouverts deux ans plus tôt par la Croix Rouge et l'Union des Femmes de France.

- 1878 - Incontournable, le progrès de l'hôpital passe par LA FORMATION DES SOIGNANTS.

S'étend la notion de qualité et de responsabilité. Le projet est de faire de l'infirmière une professionelle instruite collaboratrice du médecin et garante avec lui de la sécurité du soin comme le directeur est le garant de la qualité des circuits et des systèmes administratifs de production des multiples activités. La vie des malades, Pasteur en apporte la preuve, est subordonnée au respect de règles rigoureuses dictant tous les gestes. La pharmacopée s'étend. La seringue hypodermique découverte par le docteur Pravaz (1791-1853) permet d'injecter par voie sous-cutanée de nombreux médicaments et d'effectuer des prélèvements. Ces techniques font partie du savoir infirmier autant que de celui des externes et internes. La qualité du soin repose sur des connaissances médicales de base que la soignante doit posséder, donc apprendre. En 1882, le corps des officiers de santé est mis en extinction en raison des accidents provoqués par certains d'entre-eux surestimant leurs capacités.

- 1878 - 1er avril et 16 mai deux dates dans l'histoire des infirmières. ET DANS CELLE DE L'AP À PARIS.

Ces jours là, ouvrent à la Salpêtrière puis à Bicêtre des cours du soir accueillant qui veut les suivre, ils sont non exclusivement réservés au personnel. Originalité, ils s'adressent à un large public travaillant ou non à l'AP, servantes et servants et élèves libres. Et répondent à des besoins de formation à la fois initiale et continue. Deux catégories de cours sont proposées : primaires, de rattrapage scolaire, d'une part et d'enseignement infirmier, d'autre part. Durée de chaque programme, un an. L'enseignement est théorique, les élèves sont supposés traduire la théorie infirmière dans la pratique en observant le travail dans les dortoirs ainsi que le font les étudiants en médecine. Les cours ont lieu en fin d'après-midi, le personnel de nuit prend son travail après ses cours. Les jeunes filles sont plus assidues que les jeunes gens, les élèves copient aux compositions.

- 1878 - Désiré Bourneville. MÉDECIN DÉPUTÉ, ALIÉNISTE, HUMANISTE, PÉDAGOGUE.

L'initiative de la création de l'enseignement infirmier revient à un aliéniste chef de service à Bicêtre, Désiré Bourneville (1840-1909), ancien interne, conseiller municipal et député de Paris. Il effectue, entre autres, des recherches sur les causes de l'échec scolaire dans les écoles primaires. Une pathologie qu'il a découverte porte son nom. Les cours sont dits "municipaux" car les crédits de fonctionnement viennent du Conseil municipal qui subventionne déjà de nombreux cours du soir d'adultes depuis 1810. Les cours infirmiers comprennent 61 leçons abordant le pansement (18 heures), l'hygiène (12), la petite pharmacie (12) ainsi que l'anatomie, la physiologie, les femmes en couches, les nouveaux-nés et l'administration. Sont également enseignées les valeurs humaines attendues du comportement des infirmières : bonté, courage, dévouement aux malades. Et leur compétence dans leur rôle maternel et pratique : nourrir, laver, soigner, panser avec patience et délicatesse. L'intervention des directeurs, leurs cours seront dits "d'administration", apporte les dimensions : rôle et fonctionnement de l'institution, origine de ses ressources, comptabilité. La profession d'infirmière commence à se définir par sa formation et celle des médecins et directeurs de l'AP à Paris par leurs responsabilités pédagogiques ; comme M. Jourdain, Bourgeois gentilhomme de Molière (1622-1673), faisait de la prose sans le savoir, ils sont enseignants d'adultes en cours du soir sans en avoir le titre, le grade ni la paye.

- 1878 - Valorisation de l'infirmière. PAR LES PROFESSEURS PRATICIENS DE L'AP À PARIS.

La création de l'enseignement infirmier est rendue possible par la présence d'élèves et de professeurs, les uns et les autres agents de l'AP à Paris En entrant dans la salle de cours, les élèves ont accès à l'enseignement professé, mode d'acquisition des savoirs de l'esprit alors distincts des savoirs manuels considérés comme une simple habileté gestuelle résultant d'un apprentissage artisanal. L'intellectualisme du cours professé va dans le sens de la reconnaissance sociale. Servant de support écrit, le docteur Bourneville publie avec trois collègues chefs de service, un "Manuel pratique de l'infirmière et de la garde malade". Il existe déjà quelques ouvrages sur les soins infirmiers notamment d'urgence. L'AP n'est pas démunie de moyens pour organiser les cours, elle dispose de locaux, les salles d'attente des consultations disponibles l'après-midi. Mais surtout, d'un important réservoir de professeurs : médecins, pharmaciens, internes et directeurs. Quant aux cours de français et de calcul du rattrapage scolaire, ils sont pris en charge par les institutrices des écoles existant dans les deux établissements depuis 1842 pour la scolarisation des enfants déficients mentaux. Les enseignants rencontrent des difficultés auxquelles se heurtent leurs successeurs : la prise de note et l'orthographe. Les professeurs utilisent la craie et le tableau noir, les élèves recopient beaucoup comme dans tous les systèmes scolaires.

- 1880 - Jules Ferry, fin du grand illettrisme. L'AP À PARIS CRÉE DES ÉCOLES PROFESSIONNELLES DE PUPILLES.

L'AP à Paris "élève" 50 000 enfants assistés placés chez des "parents nourriciers" dans des fermes. L'avenir est aux ouvriers qualifiés et diplômés. Elle crée et fait fonctionner pour leur apprentissage une école d'ébénisterie et typographie (d'Alembert) et une école d'horticulture (Le Nôtre), se situant parmi les toutes premières institutions à organiser l'enseignement professionnel en France. Pour l'enseignement infirmier, le modèle de l'enseignement municipal de Bicêtre et de la Salpêtrière va être démultiplié, il suffit de limiter : ouverture de cours infirmiers à l'ancienne Pitié, puis en 1896, à Lariboisière et aux Enfants assistés. En 1881 et 1882, les lois nationales Jules Ferry (1829-1893) rendent l'enseignement public gratuit et laïc. La scolarisation des enfants devient obligatoire. La Ville de Paris construit de nouvelles écoles primaires dans tous les quartiers dont certaines sur des terrains mis à sa disposition par l'AP à Paris qui possède un patrimoine immobilier venant de généreux donateurs sensibles à la misère sociale.

- 1881 - Nouveaux progrès techniques de l'édition imprimée libre. OUVRAGES MÉDICAUX "GRAND PUBLIC".

La liberté de la presse est proclamée par la IIIème République. Retombée imprévue de l'instruction sur la lecture, 70% de la population sait maintenant lire : grand essor du journal et des magazines dont la clientèle ne cesse de croître. Le savoir médical donne matière à écrire. Sont publiés de nombreux ouvrages médicaux "grand public" : le Boucher et Desprès, le Littré et Robin, le Dictionnaire encyclopédique des sciences médicales, les Larousse, etc... Chacun veut savoir comment fonctionne son corps.

- 1881 - Urgences, téléphone, ambulances. CHIRURGIENS DE GARDE.

Inventé par l'ingénieur américain Graham Bell (1847-1922), le téléphone facilite les liaisons au sein de l'AP à Paris, entre la Maison de l'administration et les établissements et l'appel d'urgence aux médecins. Amélioration considérable de la qualité de l'urgence. Création à l'AP à Paris du service des ambulances municipales hippomobiles, jour et nuit à la disposition du public. Institution d'un service central de garde des chirurgiens du Bureau central se rendant dans les établissements sur appel des internes.

- 1881 - Des services chirurgicaux spécialisés. ACCOUCHEURS, OPHTALMOLOGISTES, OTO-RHINO-LARYNGOLOGISTES, DENTISTES.

Les services médicaux constituent des petites unités pouvant rassembler les malades selon la localisation anatomique ou physiologique des pathologies ; en les créant, l'AP à Paris a grandement contribué à la spécialisation des médecins et de l'ensemble de la médecine. Première discipline autonome à part entière issue de la chirurgie, l'accouchement. Elle se caractérise par un recrutement des membres du Bureau central distinct de celui des chirurgiens. Les accoucheurs sont secondés par une maîtresse sage-femme et des aides. Ils organisent par secteur un service de garde des maternités. En 1887, un dentiste est affecté dans chaque établissement. En 1899, création des disciplines de spécialisation des chirurgiens ophtalmologistes et oto-rhino-laryngologistes. Les médecins des Hôpitaux de Paris constitueront jusqu'en 1958, un corps à recrutement unique. Toutefois, dans la pratique, des services et mêmes des établissements entiers sont déjà spécialisés (pédiatrie, psychiatrie et dermato-vénéréologie principalement). Les externes et les internes apprennent à se spécialiser en choisissant leur affectation dans des services spécialisés. La spécialisation est née et va se développer à l'AP à Paris.

- 1883 - Être mieux considérée, rémunérée et promue. BREVET DE CAPACITÉ, PREMIÈRE INFIRMIÈRE.

Diplôme et promotion ont rapidement suivi la création de l'enseignement infirmier. Pour être attractifs, les cours doivent répondre au projet professionnel des agents, avoir un impact social. Les grades d'infirmier et de surveillante existent à l'AP à Paris. Ce sont les servants et servantes hommes et femmes qui y ont accès par ancienneté et mérite. Pour remédier à l'absence de motivation financière et les amener à suivre les cours, l'AP à Paris inscrit ses écoles dans une filière de promotion interne. Dès 1883, le docteur Bourneville, remet aux lauréats de l'examen de fin de scolarité un diplôme, le "brevet de capacité d'infirmière". Une fonction de Première infirmière avec bénéfice d'une indemnité s'ajoutant au salaire est créée pour les diplômées. En outre, l'avancement au grade de sous-surveillante et surveillante, plus rapide du fait du départ des soeurs, leur est réservé en priorité. L'initiative de l'AP à Paris contient tous les mobiles de réussite : elle s'adresse à un large public même s'il a été faiblement scolarisé, elle est diplômante et promouvante matériellement et socialement. Elle répond à un besoin d'évolution médicale et hospitalière dans l'intérêt général qui est celui de chaque malade.

- 1884 - Droit du travail, de représentation collective syndicale. RELATIONS SOCIALES.

Grand tournant de société, des syndicats peuvent se créer librement. Le personnel des entreprises publiques et privées acquiert par l'action syndicale des contre-pouvoirs rendus efficaces par le droit de grève. Elaboration d'un droit et d'un code du travail. En 1892, création des premiers syndicats de médecins. En 1895, création de la Confédération générale du travail (CGT), premier syndicat ouvrier. Principaux axes de la lutte syndicale, outre les salaires et avantages sociaux : le respect de la personne, la protection sociale, les conditions de travail, la formation et la promotion. La stratégie des syndicats appelant à la grève entraînent progressivement un changement principalement des conditions de travail malgré les dures répressions politiques du début du siècle, la police chargeant les manifestants défilant, notamment en 1908 lors de la grève des cheminots à Villeneuve-Saint-Georges (ex Seine-et-Oise). Les délégués syndicaux avec dispenses de service sont créés en 1936. Ils ont accès après la seconde guerre mondiale à une formation syndicale organisée par leurs Fédérations. Et participent à de nombreux comités et conseils consultatifs et décisionnels.

- 1884 - Lutte sanitaire. INSTITUT PASTEUR, ENSEIGNEMENT DE LA BIOLOGIE TECHNIQUE.

La lutte contre l'insalubrité dans les villes devient l'affaire des maires et non plus seulement des préfets. Problème, toutefois facteur de ralentissement : le tout-à-l'égout nécessite des investissements coûteux et les grandes entreprises de travaux publics sont peu nombreuses. En 1885 est créé l'Institut Pasteur, établissement privé d'intérêt public fondé par une collecte nationale. Haut lieu de la recherche médicale, un cours de biologie technique à l'usage des médecins y est donné par Emile Roux (1853-1933). Le 6 juillet, Louis Pasteur sauve un enfant de la rage, maladie mortelle, par inoculation de moëlle prélevée sur un lapin atteint de la maladie. Par ailleurs, la pasteurisation, procédé de conservation des aliments à l'abri de l'air, va s'étendre dans le monde entier.

- 1886 - Augusta Déjerine-Klumpke, femme interne. LE MASCULINISME SE FISSURE LENTEMENT.

Première avancée mettant en échec la honteuse ségrégation sociale dont sont victimes les femmes dans l'accès aux professions libérales et aux titres hospitaliers ; en 1882, à l'AP à Paris, le concours de l'externat est ouvert aux jeunes filles. Ce droit a été accordé du bout des lèvres, il est précisé que les femmes externes ne pourront se présenter à l'internat. Mais en 1886, Augusta Déjerine-Klumpke (1859-1927) est la première jeune femme reçue interne en médecine des Hôpitaux de Paris. Réticences mesurées de chefs de services qui lui conseillent de s'orienter vers la gynécologie. Le préfet Poubelle, tuteur de l'AP à Paris, est passé outre aux pétitions d'hostilité. Ces réactions ne doivent pas étonner car il n'y a encore aucune femme exerçant une profession de haut niveau dans une société française de culture "classificatrice" et "conservatrice macho" ancestrale et dite "nationaliste"ayant fait des femmes des bonnes à tout faire. Les femmes ont été exclues du droit de vote institué par la République en 1848 et cette situation va encore durer près de cent ans.

- 1887 - Un Conseil national de l'Assistance. PRESSION POUR DES ÉCOLES D'INFIRMIÈRES.

La Troisième République poursuit sa politique sociale. La concertation progresse au niveau ministériel. Un organisme national consulté par le gouvernement préalablement aux décisions d'assistance est créé. Il fait fortement pression pour l'enseignement infirmier. A côté des Académies et Instituts élitistes, vont être institués des commissions et conseils de personnalités non politiques consultées sur tous les problèmes de Santé publique. Le ministère de l'Intérieur reste chargé des questions relatives à l'Assistance sous toutes ses formes, y compris médicales.

- 1889 - Formation des instituteurs. ÉCOLES NORMALES.

Il ne suffit pas d'un bâtiment, de tabliers noirs, de programmes, de livres, de diplômes et d'une inspection pour assurer un enseignement formateur. Il faut surtout des instituteurs maîtres d'école, possèdant à la fois les savoirs à transmettre et les méthodes pédagogiques motivant les élèves et leur permettant d'aimer l'école. Se développe la réflexion pédagogique : comment permettre aux élèves d'acquérir les connaissances et les modes de raisonnement utiles à leurs responsabilités de vie personnelle et de citoyens sensibilisés à l'éthique de société ? Comment concilier morale et profit ? Est-il possible de former des enseignants, aptes à éviter les situations d'échec ? Le ministère de l'Instruction publique crée dans les départements des écoles normales d'institutrices et d'instituteurs. Les "élèves maîtres" portent sur leurs épaules tout l'avenir de la société ; ils étudient les savoirs à transmettre et les méthodes pédagogiques. Ils sont recrutés sur concours facilitant la promotion sociale dans les familles modestes. Avec eux vont se créer les premières classes moyennes "salariées" s'ajoutant aux artisans et commerçants. A noter que nous sommes en pleine période de "lutte des classes" ; la création de tous les enseignements y compris infirmiers s'inscrit dans la recherche de moyens palliatifs aux inégalités sociales. Mais que se passe-t-il dans le reste du monde ? Beaucoup de pays pourront-ils faire choix des mêmes valeurs de société ?

- 1892 - Le dialogue singulier malade-soignant. PÉDAGOGIE DU CONTACT.

Dans le dialogue singulier entre le professionnel médecin et son consultant, les informations s'échangent, l'éducation est réciproque. Au cours du dialogue singulier, le soignant aide le patient à parler. La consultation est un lieu naturel d'écoute et d'éducation en santé. L'activité des consultations hospitalières de l'AP à Paris passe entre 1850 et 1900 de moins de 200 000 consultants par an à plus d'un million. Le "recrutement" des malades des services médicaux se fait désormais par l'intermédiaire des consultations. Elles sont aussi la raison d'être des trente dispensaires des Bureaux de bienfaisance, les médecins "des pauvres" disposent des hôpitaux pour les cas graves. Tant à l'hôpital qu'en dispensaire, les consultants ne sont pas toujours satisfaits des visites jugées expéditives et muettes sauf lorsqu'elles servent de leçons faites aux stagiaires, mais elles existent et sont gratuites. Depuis le déplacement des limites de la capitale jusqu'aux fortifications en 1860, des dispensaires ont été créés dans les nouveaux arrondissements. L'AP à Paris assiste et soigne chaque année à domicile plus de 160 000 pauvres sans ressources.Pour l'accouchement, la gratuité est possible à l'hôpital ou au domicile de sages-femmes "agrées" ; les matrones subsistent dans les campagnes.

- 1893 - Des caisses hospitalières mieux remplies. SANS LEVER LES CONTRAINTES BUDGÉTAIRES.

Première embellie financière depuis l'origine des hôpitaux et hospices. A domicile et à l'hôpital, le soin des personnes déshéritées est déclaré obligatoire par la loi et financé par les communes avec une participation des départements et de l'Etat. Sont établis à l'AP à Paris, par un service central des Frais de séjours, des prix de journée et des factures sont adressées aux communes de "domiciles de secours" des bénéficiaires de l'Assistance médicale gratuite (AMG) soignés dans les hôpitaux parisiens. La subvention d'équilibre est ainsi moins lourde aux contribuables de Paris. Ce qui ne permet cependant pas aux conseillers municipaux de desserrer les contraintes d'équilibre du budget, acte par lequel sont prévues et autorisées les recettes et les dépenses annuelles. Le directeur de l'AP à Paris rappelle en permanence la nécessité de bien surveiller et de ne rien gaspiller, ce qui reste la principale préoccupation des équipes de direction et soignantes. En 1898 est définie la Charte de la mutualité, assurance volontaire financée par les patrons et les ouvriers. Couverture des risques sociaux par redistribution de cotisations, système facultatif de solidarité, de prévoyance et de "compensation" entre les malades et les bien portants, partage du risque adopté par un grand nombre d'entreprises désireuses de fidéliser leur personnel. La même année est publiée la loi sur l'indemnisation obligatoire des accidentés du travail (AT) par les employeurs.

- 1893 - Les publications. LE POULS D'UNE PROFESSION.

Depuis 1893, les infirmières peuvent suivre l'actualité du soin dans le "Bulletin professionnel des infirmières et des gardes malades". L'existence d'un journal témoigne de l'intérêt que lui porte un nombre suffisant de lecteurs pour assurer sa rentabilité. La présence d'une revue dans une profession est un signe de bonne santé. Celle-ci se mesure au nombre de publications qu'elle suscite. Le chemin est cependant encore long pour atteindre le degré d'attention que porteront les professionnels aux publications cent ans plus tard.

- 1894 - Identification des maladies infectieuses. CENTRES DE VACCINATION.

La société dispose des premiers moyens de prévention vaccinale. Dans beaucoup d'écoles les élèves voient avec étonnement arriver dans le préau la génisse sur laquelle est prélevé le sérum par le vaccinateur en blouse blanche tandis qu'ils sont invités à découvrir l'un de leur bras pour subir la vaccine jennérienne. Il faut des médecins pour vacciner. Les découvreurs accélèrent l'évolution des savoirs médicaux. Le bacille de la terrible peste est identifié par Alexandre Yersin (1862-1943), médecin microbiologiste français d'origine suisse. Les trente dernières années du siècle et le début du XXème sont fertiles en découvertes de bacilles à l'origine de graves maladies infectieuses : lèpre, gonocoques, typhoïde, tuberculose, pneumocoques, tétanos, paludisme, diphtérie. Progressivement sont mises au point et rendues obligatoires les vaccinations protectrices de ces pathologies. La Ville de Paris crée des centres de vaccination dans les hôpitaux et dans les dispensaires des Bureaux de bienfaisance.

- 1895 - Davantage de demandeurs de soins et de consultations. PLUS DE MÉDECINS. DES ASSISTANTS SECONDENT LES CHEFS DE SERVICE.

C'est la demande de soin dans une ville qui grandit à la cadence de 10 000 habitants par an qui entraîne l'extension de l'AP à Paris et de son outil médical. Après les externes, internes, les chefs de clinique et le Bureau central, sont créés les assistants, nouvel échelon de la filière hospitalière parisienne. Les progrès de la médecine nécessitent une présence plus longue des médecins au lit de chaque malade. Ainsi que le Règlement sur le Service de santé le lui demande, le chef de service ne peut plus faire chaque matin la visite de tous ses malades (100, 150 à 200 et plus dans les cliniques de médecine et de chirurgie générale en raison du nombre des étudiants à instruire). Un assistant est adjoint à chaque chef de service. Celui-ci propose sa nomination et sa réinvestiture annuelle. Les assistants sont choisis parmi les membres du Bureau central ou les anciens internes.

- 1895 - Roentgen, Riva-Rossi. RADIOSCOPIES, EXAMENS DE LABO, QUI SAIT LES FAIRE ?

Aucun service hospitalier ne peut plus vivre médicalement sur lui-même ainsi qu'il le faisait jusque-là. La surveillante du dortoir patronne du personnel et des malades dépendait des offices généraux pour la pharmacie, le linge, la restauration, etc... Les médecins vont avoir besoin d'examens de radiologie et de biologie. La médecine avance à grands pas. Le 22 décembre, le physicien allemand Conrad Roentgen (1845-1923) découvre les rayons X. L'année suivante, Antoine Béclère (1856-1939) médecin parisien effectue un diagnostic à l'aide d'une radiographie. Il crée l'enseignement de la radiologie médicale. En 1898, les physiciens Pierre (1859-1906) et Marie Curie (1967-1934) découvrent la radio-activité, phénomène qu'explique le physicien Henri Becquerel (1852-1908). Parmi beaucoup d'autres, citons les découvertes du physicien allemand Heinrich Hertz (1857-1894) portant sur les ondes électroniques et ouvrant la voie à la télégraphie sans fil ; les travaux de l'astronome et physicien anglais George Stoney (1826-1911) sur les électrons, particules élémentaires. En 1900, le physicien allemand Max Planck (1858-1947) formule la théorie des quanta (discontinuité de l'énergie). La physiologie, la physique, la chimie, la biologie font du médecin un homme de sciences qu'il doit possèder. En 1896, le médecin italien Riva-Rocci invente la mesure de la pression artérielle par un brassard relié à un manomètre à mercure. Les médecins utilisent en France le tensiomètre de Potain et Vaquez.

- 1896 - Bactériologie, radiologie. LABORATOIRES DE SERVICE.

Nouveau grand tournant dans l'histoire des structures médicales de l'AP à Paris. Après les spécialisations chirurgicales, les consultations et les laboratoires de chimie, des laboratoires de bactériologie puis de radiologie sont ouverts. Aménagement dans chaque service d'enfants d'un laboratoire de la diphtérie et nomination d'un chef de laboratoire parmi les anciens internes en médecine. Le sérum antitoxique découvert par le bactériologiste allemand Behring (1854-1917), l'un des créateurs de la sérologie, a été mis au point depuis deux ans seulement lorsque la méthode est utilisée à Paris par Emile Roux (1853-1933). Le bacille de la terrible maladie contagieuse qu'est la tuberculose a été découvert en 1883 par les bactériologistes allemands Klebs (1834-1923) et Loeffer (1852-1915). Dès 1903, soit huit ans seulement après la découvertes des rayons X, des laboratoires de radiologie, sont créés. Puis, seront réalisées des radiographies de l'encéphale, suivra l'enregistrement graphique de l'activité électrique du coeur et de nombreux organes. Sont créés des laboratoires d'électrologie, d'electro-cardiographie et d'électro-encéphalographie. Il ne s'écoule jamais beaucoup de temps entre une découverte scientifique et son application à l'AP à Paris. Les Parisiens pauvres sont les tout premiers à bénéficier des progrès des sciences médicales.

- 1897 - Quatre-vingts ans avant la loi le rendant obligatoire. PERFECTIONNEMENT, DÛ À L'INITIATIVE DE SURVEILLANTES.

Le directeur de l'AP à Paris a demandé aux "gradés" surveillants et surveillantes d'instruire leur personnel. Pionnières de la démarche de formation continue dans toute l'histoire du perfectionnement en France, des surveillantes "lettrées" (brevetées) organisent dans leur dortoir des cours techniques accompagnés de travaux pratiques. L'idée pédagogique rejoint celle des présentations de malades faites par les médecins aux étudiants : mettre l'accent sur les difficultés et les nouveaux savoirs en montrant. Ce recyclage porte sur deux sujets sensibles : les erreurs dans l'administration des médicaments et la sécurité des petits soins chirurgicaux. Les surveillantes accueillent à leurs cours le personnel de leur établissement et celui des hôpitaux voisins. Ces perfectionnements existent à Tenon, Cochin (reconnaissance de médicaments) et la Salpêtrière (petite chirurgie et pratiques médicamenteuses). Initiatives montrant que ces surveillantes sont conscientes de ce que les professionnels de la santé "gradés"n'ont pas le choix, il leur faut former leur personnel à bien travailler, elles lui apprennent les bonnes pratiques. A la traditionnelle chasse au "gaspi" s'ajoute la chasse à l'insécurité due à l'ignorance professionnelle.

Chapitre 5

La première moitié du XXe siècle

Médecins spécialistes. Sir Alexander Fleming, la pénicilline. Assurances sociales et mutualistes du risque maladie, déséquilibres financiers. Concurrence secteur public, secteur privé. Biologie, transfusion. Lutte contre les fléaux sociaux. Extension des contrôles nationaux. Deux guerres mondiales.

- 1900 - Maillage des services par maladie. SOINS ET FORMATION DE PLUS EN PLUS SPECIALISÉS.

Au fur et à mesure de l'identification des pathologies, les unités de soin que sont les services se spécialisent autour de celles appartenant au même groupe anatomique, physiologique, biologique, d'exploration clinique ou de traitement. En constituant des écoles. Médecine de plus en plus efficace dont vont bénéficier les usagers de l'hôpital. Chaque médecin et chirurgien chef de service peut demander l'ouverture dans ses locaux de consultations consacrées à deux spécialités. Pour les assurer, les chefs de service sont secondés par deux assistants ou attachés bénévoles de consultation spéciale. Le nombre des médecins des enfants formés permet à l'AP à Paris dès 1900 d'ouvrir trois établissements spécialisés supplémentaires : Trousseau, Bretonneau et Hérold où vont à leur tour se former de nombreux pédiatres.

- 1902 - "Faites ouvrir des écoles d'infirmières" ÉCRIT LE MINISTRE DE L'INTÉRIEUR À SES PRÉFETS.

Il n'existe en France que 14 écoles d'infirmières. Sur les 7 ouvertes à Paris, 5 sont situées dans les hôpitaux de l'AP. Les cours municipaux de la Salpêtrière sont suivis par 120 élèves et ceux de Lariboisière par 300. Le gouvernement adresse à ses collaborateurs dans les départements, les préfets, une circulaire leur demandant de veiller à la création d'écoles. But : former des collaboratrices "disciplinées mais intelligentes" des médecins. L'AMG a amélioré les finances hospitalières. Les gestionnaires doivent être financièrement moins frileux pour organiser l'enseignement infirmier. L'ouverture d'une école dans le principal hôpital de chaque département est souhaitée. Afin que tous les hôpitaux puissent y faire former des infirmières "instruites" et "expérimentées". Selon cette directive, la formation organisée dans les écoles est qualifiante et non l'apprentissage de la routine sur le tas. Le savoir et le savoir faire doivent être "prouvés par des examens". La circulaire ajoute : "il y a lieu de réserver aux infirmières les soins directs aux malades, les gros ménages étant effectués par les servants". Embryon de définition du soin infirmier.

- 1902 - Vaccinations obligatoires. OFFICE INTERNATIONAL D'HYGIÈNE.

Grande loi sur l'hygiène et la salubrité publique, confirmant la responsabilité des maires sous le contrôle des préfets et leur demandant de faire disparaître les foyers d'infection dans leur commune. Des départements et des grandes villes se dotent de laboratoires et de services d'hygiène publique. En 1907 est créée, installée à Paris, une structure mondiale chargée de promouvoir l'hygiène dans le monde : l'Office international d'hygiène. Toutefois, il n'existe aucun médecin hygiéniste, les préoccupations et la formation des professionnels restent centrées sur le diagnostic, l'examen clinique et le traitement des pathologies qui justifient les honoraires payés en ville aux médecins et à l'hôpital : son activité.

- 1903 - Soins et intendance. RECRUTEMENT PROMOTIONNEL DES GRADÉS.

L'arrivée des infirmières diplômées et le départ des soeurs bouleversent sensiblement l'organisation des emplois et des grades à l'AP à Paris. Le personnel hospitalier gradé n'est plus polyvalent, ne passe plus du soin à la lingerie et inversement comme le faisaient les soeurs. Il est réparti en deux catégories distinctes, le soin et l'intendance (dite services généraux). Par ailleurs, il n'y a plus qu'un grade de surveillante, les sous-surveillantes et suppléantes sont supprimées. Toutefois, la surveillante responsable d'un service porte sur son bonnet noir une étoile d'or et les surveillantes des services généraux, une étoile d'argent. La première infirmière est supprimée, sur le papier seulement car elle existera encore soixante ans plus tard dans la pratique comme adjointe de la surveillante. Il ne suffit pas de promulguer une réforme administrative pour que celle-ci entre en application, un suivi sérieux de la part du décideur est indispensable. Comment faire vraiment bouger ?

- 1903 - Tout change. DES INFIRMIÈRES DANS LES SALLES D'HOMMES, UNE SURVEILLANTE INSPECTRICE.

L'interdiction ancestrale de femmes dans les salles d'hommes est levée. Ce qui se fait sans réticences. Mais, cinquante ans plus tard, n'il y aura aucun infirmier dans les salles de femmes. Les deux filières d'accès au grade d'infirmière sont maintenues : d'une part, les diplômées (brevetées) nommées en priorité, d'autre part, les non diplômées nommées après un stage probatoire parmi les agents hospitaliers hommes et femmes. Les agents de service hospitalier (ASH), servants garçons et filles, peuvent donc encore espérer être promus infirmiers puis surveillants sans suivre les cours. Innovation : une surveillante inspectrice résidente est dans chaque établissement chargée d'assurer la bonne tenue et la discipline du personnel hospitalier, jour et nuit, c'est le surveillant ou la surveillante du Bureau du personnel. Cette fonction, hiérarchique de fait, entre-t-elle dans la généalogie administrative des infirmières générales ou dans celle des directeurs des ressources humaines ? La réponse est non car si la filière promotionnelle existait, les profils de postes n'étaient définis que par les notions d'obéissance au supérieur et de punition.

- 1905 - Le directeur de l'AP à Paris dénonce un certain laxisme scolaire. SÉVÈRE RAPPEL A L'ORDRE.

Les écoles d'infirmières créées depuis 1878 l'ont été sur l'initiative du docteur Bourneville. Il en est toujours le directeur médical. Elles ne sont pas insérées dans les structures administratives centrales. En 1905, le directeur de l'AP à Paris met fin à leur indépendance et rattache leur gestion directement à son cabinet. L'explication ne tarde pas. Les directeurs d'hôpitaux reçoivent des consignes impératives : rendre les examens difficiles, ne pas hésiter à prononcer des radiations pour manque d'assiduité, être sévère lors des épreuves du diplôme. L'admission aux cours se fait sur examen (rédaction, dictée, problèmes). Employeur social, l'AP à Paris ouvre en 1906, la première crèche d'enfants du personnel à l'hospice d'Ivry.

- 1905 - Les hôpitaux de Paris aussi bien que ceux de Londres. IMAGE DE MARQUE DE LA RÉPUBLIQUE.

Avec l'amélioration des transports maritimes et ferroviaires, l'Entente cordiale Franco-Britannique, les médecins anglais viennent en grand nombre visiter la capitale et les établissements hospitaliers parisiens qui peuvent sans rougir rivaliser avec ceux de Grande-Bretagne au sommet de sa puissance industrielle non exempte de misère. L'effort architectural hospitalier de la Troisième République a été remarquable. Le Conseil municipal de Paris a en cinquante ans édifié 42 hôpitaux et maisons de retraite sur des conceptions architecturales faisant place à l'air et à la lumière, bénéficiant des technologies nouvelles (éclairage, chauffage, premiers ascenseurs, téléphones, etc…).

- 1905 - Toujours des salles communes. ENTRÉE DU TECHNIQUE, EXTENSION DES CHAIRES HOSPITALIÈRES.

Le capital de l'AP à Paris en lits est passé en vingt cinq ans de 18 000 à 33 000, sous l'aile sociale du conseil municipal. La radiologie s'est rapidement développée. En 1908 est créé un corps d'électroradiologistes des hôpitaux de Paris responsables des services centraux et de six services de curiethérapie. Des salles d'opération ont été aménagées. Pour l'enseignement médical, des amphithéâtres de cours créés. Le nouvel Hôtel Dieu ouvert en 1877 en comporte trois : médecine, chirurgie et ophtalmologie. Il existe dix neuf chaires d'enseignement clinique hospitalier dans les établissements de l'AP à Paris. Le mode d'hospitalisation en salle commune a peu évolué de même que les locaux d'accueil et de travail du personnel (vestiaires en sous-sol, dortoirs sous les combles) ; les infirmières n'ont pas de poste de travail, dans les salles elles rangent le petit appareillage que les médecins ou elles-mêmes utilisent sous leur "appareil", grande table située au milieu du dortoir et recouverte d'une plaque de marbre facile à laver et résistant à la chaleur des lampes à alcool utilisées pour les examens d'urine. Les conditions d'hospitalisation en salle commune ont peu évolué, la journée de travail est toutefois ramenée à 10 heures avec une journée de repos par semaine. Il y a des architectes et ingénieurs mais les spécialistes de l'organisation des grandes entreprises n'existent pas.

- 1905 - Un "plus" financier aléatoire. ASSISTANCE AUX VIEILLARDS, INFIRMES ET INCURABLES (AO).

Après les malades pauvres et les enfants abandonnés, la Troisième République décide que les "vieillards, infirmes et incurables" (AO) sans ressources ni famille ni biens doivent être assistés "à domicile" ou en "hospice". Création d'une modeste allocation mensuelle destinée à éviter le plus possible l'admission en hospice qui sans être plus onéreuse nécessite des structures et des moyens dépassant les capacités de création de beaucoup de communes. Surtout, certaines d'entre-elles ne mettent aucun empressement à prendre en charge les dépenses occasionnées par leurs vieillards admis dans des hospices voisins. Le contribuable parisien continuera pendant encore longtemps à supporter le coût de l'hospitalisation de nombreux malades et vieillards non parisiens. Situation qui expliquera l'extension des établissements de l'AP à Paris dans les communes de la proche banlieue.

- 1907 - Devenir élève infirmière à Paris en internat. L'ÉCOLE DE LA SALPÊTRIÈRE, FORMATION-EMPLOI.

Toute la formation passe par le terrain. Grand tournant pédagogique de l'enseignement infirmier, l'acquisition des savoirs est intégrée dans les pratiques de travail ; les élèves non agents vont en stage où elles sont "en situation", les surveillantes leur font faire les remplacements tout court ; elles sont en formation-emploi sans le savoir. Pour augmenter le nombre des infirmières qualifiées comme le recommande la circulaire ministérielle de 1902, l'AP à Paris doit élargir le recrutement des élèves à la province. Pour cela les loger. Gustave Mesureur (1847-1925), directeur de l'AP à Paris, ancien ministre et le Conseil municipal de Paris, décident tout en maintenant les cours municipaux, de créer une école abritant un important foyer d'élèves faisant obligatoirement leurs études en internat contre un engagement de service de cinq ans. Le 21 octobre

1907, ouvre à la Salpêtrière à l'emplacement de l'ancien bâtiment du jardinier, une école construite sur financement parisien. L'initiative de l'AP n'aurait pas pu être envisagée et réalisée sans un directeur et des médecins convaincus de son utilité, sans une structure administrative pour en prendre l'initiative, réglementer, construire et surtout sans formateurs médecins, directeurs et infirmières.

- 1907 - Faire des études d'infirmière en gardant son salaire. PROMOTION PROFESSIONNELLE.

A l'école de la Salpêtrière, le régime des études est obligatoirement l'internat, avec seulement une permission de sortie par semaine chez un correspondant agréé par les parents pour les mineures. Les 260 élèves, toutes internes, outre la gratuité de leur chambre, reçoivent une petite indemnité journalière et des vêtements de travail, elles prennent leurs repas au réfectoire. En échange de ces avantages, elles s'engagent de travailler cinq ans au moins à l'AP à Paris. De plus elles font le ménage non seulement dans leur chambre mais dans toute l'école. Comme les candidates de recrutement extérieur, les agents féminins reçus à l'examen d'entrée et qui franchissent la période probatoire de 2 mois sont eux aussi admis obligatoirement en internat. L'école n'est pas ouverte aux garçons. Les filles de salle gardent leur salaire. Point de départ des études à plein temps dites de "promotion professionnelle" et des internats.

- 1907 - Stage le matin, cours l'après-midi. ALTERNANCE.

Le programme des études en deux ans est élaboré par une commission dont fait partie le docteur Bourneville à partir de l'expérience acquise depuis trente ans que fonctionnent les cours municipaux. Y est ajouté le stage en service hospitalier. L'encadrement des élèves va faire à échéance de toutes les infirmières des tutrices des stagiaires. Les professeurs médecins étant retenus le matin dans les services, les cours théoriques qu'ils assurent à l'école ont lieu l'après-midi. Le matin est la période d'intense activité médicale et soignante dans les services hospitaliers.

les élèves y sont en stage. Un examen de passage conditionne l'admission en deuxième année ; en fin d'études, sur examen, les élèves obtiennent le Brevet des écoles d'infirmières de l'Assistance publique. La première promotion à l'entrée comprend : 77 élèves dont 47 de recrutement extérieur et 30 agents, 59 élèves réussissent l'examen de fin d'études.

- 1907 - Des infirmières-enseignantes. PÉDAGOGIE PERSONNALISÉE.

Comment assurer un enseignement sans professeurs médecins présents le matin et l'après-midi dans l'école ? Nous sommes toujours à la nouvelle école d'infirmières de la Salpêtrière. La direction est confiée à madame Duconseil, surveillante. Le stage, qui est de loin le lieu de formation le plus souhaité par les élèves, nécessite une étroite collaboration entre l'école et les services médicaux recevant des stagiaires. Choisies parmi les anciennes élèves, des infirmières assurent la fonction nouvelle de monitrice, régulent l'enseignement. Elles veillent aussi au bon ordre en surveillant le réfectoire et la propreté dans les chambres, font des "visites". Enseignantes, elles choisissent les professeurs, répartissent les élèves entre les terrains de stages où elles "les suivent". Elles assistent aux cours, s'assurent qu'ils sont individuellement compris. Aident les élèves à vivre les situations angoissantes, le stress qu'elles rencontrent dans les salles. Le succès de l'Ecole a de multiples explications, citons notamment : l'accès des jeunes filles aux études primaires supérieures et secondaires qui accroit le nombre des candidates ; l'emplacement de la Salpêtrière proche de la gare d'Austerlitz facilite la venue de provinciales ; l'effectif des monitrices fixé à une pour vingt élèves permet un enseignement de contrôle et de complément individualisé ; les monitrices ne sont pas des "faiseurs de cours magistraux"; les barrières sociales entre elles et les futures professionnelles sont assez basses, il y a peu de mépris entre-elles ; le climat dans l'école est bon. Enfin, la finalité pour la monitrice est, à travers le diplôme, la qualité du soin et la réputation "enseignante" de l'équipe.

- 1907 - Enseignement en trois temps. ECOUTER, VOIR ET FAIRE.

Apprendre est pour les élèves : écouter à l'école, voir et faire progressivement en service, comprendre avec l'aide de la monitrice. Vivant au contact des équipes de travail, des malades et des élèves, la monitrice praticienne est la richesse pédagogique de l'enseignement infirmier, elle assure la relation entre les acquis théoriques et leur application en stage, un suivi personnalisé. Ce qui permet un fort taux de réussite aux examens. Les monitrices jouent un rôle de régulateur pratique permanent de la pédagogie collective et individuelle. Elle vont être à l'origine du développement de toute la formation initiale et continu à l'AP à Paris. Il y a, à partir de 1909, deux groupes d'infirmières brevetées : les municipales et les anciennes élèves de la Salpêtrière, les "bleues" couleur du galon cousu sur la coiffe, école qualifiée de Saint Cyr de l'AP à Paris. Toutes les diplômées portent la cocarde bleue et rouge de la Ville de Paris.

- 1907 - Les écoles d'infirmières. ADAPTATION DU SOIN AUX PROGRÈS DU SIÈCLE.

L'Ecole est inaugurée par le ministre du commerce et de l'industrie et le directeur de l'AP à Paris. Envisageait-on alors de classer les hôpitaux parmi les établissements industriels et commerciaux ? Savaient-ils que l'Ecole donnerait un élan considérable à la profession d'infirmière et au développement hospitalier parisien ? Les gestionnaires administratifs sont incompétents pour parler soins infirmiers. Pour les médecins, la responsabilité de tous les soins leur appartient, l'infirmière est d'abord une exécutante. Les enseignantes, directrices et monitrices, dont les premières, nous venons de le voir, furent celles de la Salpêtrière, vont, au lendemain de la seconde guerre mondiale, pour faire des services médicaux des terrains de stages formateurs, initier et soutenir de nombreuses réformes adaptant dans les salles de malades le soin infirmier aux changements médico-techniques et relationnels du siècle. Elles aideront si nécessaire à remuer l'immobilisme.

- 1910 - Organisation scientifique des tâches élémentaires (Taylorisme). INCOMPATIBLE AVEC LE SOIN.

L'effectif du personnel des salles et consultations de l'AP à Paris compte seulement 5 000 emplois. Le déroulement des tâches, leur organisation ancestrale journalière, hebdomadaire ou mensuelle dans les dortoirs sont fonction principalement de l'horaire des visites médicales démarquant ce qui doit être fait avant et après. Le travail posté et chronométré effectué sur machines par tâches élémentaires selon la méthode initiée aux Etats-Unis par Taylor (1856-1915) dans l'industrie, n'a aucune répercussion dans les hôpitaux. Les salaires sont payés au mois et non aux pièces. De plus, les actes soignants doivent être adaptés à chaque malade, à l'évolution de sa maladie ainsi qu'au temps de dialogue, le travail doit être organisé mais se prête mal au chronométrage.

- 1914 - La Grande guerre. L'ESTIME PORTÉE AUX INFIRMIÈRES.

Quarante trois élèves infirmières de l'AP à Paris s'engagent dans les ambulances de la Croix-Rouge et les hôpitaux temporaires du front. La Salpêtrière comme Cochin accueillent un Centre de rééducation de soldats grands invalides ; les actualités Gaumont montrent l'aide et le dévouement que leur apportent les élèves. Le monument aux morts du personnel porte plus de 600 noms. Pour l'opinion publique, l'infirmière n'est plus une garde-malade, mais une professionnelle compétente et dévouée. A l'AP à Paris, les vieilles habitudes de l'ancienneté pénalisent toujours les jeunes diplômées systématiquement affectées aux équipes de nuit et mises en congé annuel à partir de novembre lorsque les anciens sont rentrés de vacances, etc... Grande amélioration des conditions de travail, en 1918 est instituée en France la semaine de 48 heures. Les horaires journaliers de travail à l'AP à Paris sont répartis sur trois équipes de 8 heures (jour, garde, veille), mais avec un repos du dimanche seulement toutes les sept semaines.

- 1920 - En attendant un ministre de la santé publique. HYGIÈNE, PRÉVOYANCE, ASSISTANCE.

Les Assurances sociales et le DE d'infirmière sont en gestation. Un ministère spécifique remplace la direction du ministère de l'Intérieur jusqu'ici chargée à la fois des communes, de l'assistance et de l'hygiène. Création d'un ministère de l'Hygiène, de l'assistance et de la prévoyance sociale. Cette nouvelle structure gouvernementale va faire progresser tout le système de santé et de protection sociale. Au plan mondial, la Société des nations (SDN) est créée pour développer la coopération universelle et garantir la paix et la sécurité dans le monde. Elle comporte un Bureau du travail et un Bureau d'hygiène. En 1930, tous les besoins individuels et collectifs de vie de la population sont définis par un seul terme : la santé publique, concept plus large intégrant en particulier les actions de prévention.

- 1920 - Le personnel de direction de l'AP à Paris. GRANDE MOBILITÉ INTERNE.

Il fait carrière à l'AP à Paris. Le programme des épreuves écrites et orales des concours de sélection est identique à celui du recrutement des fonctionnaires de "commandement" de la Ville de Paris (histoire de la société et du travail, littérature, droit administratif et civil) complété par le droit social et hospitalier et la législation d'hygiène publique. Les personnels administratifs occupent indistinctement les postes des services centraux, des hôpitaux et des bureaux de bienfaisance, se formant en pratique à tous les types de responsabilités hiérarchiques (bureaucratiques) au contact des anciens. Toutes les affaires faisant problème font l'objet d'enquêtes et de rapports rédigés par six inspecteurs. Ce sont de fait des conseillers en prospective hospitalière, en projets. Les postes administratifs des grands hôpitaux parisiens sont les plus recherchés car offrant les meilleures perspectives matérielles en échange des gardes de nuit. Les femmes ont accès aux concours de recrutement des cadres de direction pour un tiers des places.

- 1920 - Partenariat Faculté-AP à Paris. RÉGULARISATION.

Après cent trente ans de vie commune dans l'illégalité, la Faculté de médecine et l'AP à Paris règlent par une convention passée avec l'accord du ministre de l'hygiène et de l'assistance, les conditions d'installation et de fonctionnement des chaires d'enseignement clinique dans les hôpitaux. Les professeurs titulaires de ces chaires sont nommés par l'Université mais choisis parmi les chefs de service ou des membres du Bureau central des Hôpitaux de Paris.

- 1922 - Diplôme d'infirmière de l'Etat français (DE) à double qualification. VISITEUSE SOCIALE ET PRATICIENNE HOSPITALIÈRE.

Pour le progrès du soin hospitalier mais aussi de l'hygiène sociale, le ministre demande aux hôpitaux publics de recruter en priorité les infirmières titulaires du diplôme qu'il crée. La formation professionnelle se développe en France. En 1919, la loi Astier organise l'enseignement technique. Les infirmières sans diplôme sont encore majoritaires. L'Etat, dans l'intérêt général de la santé publique, prend l'initiative de réglementer leurs études. Le décret du 27 juin institue un enseignement infirmier national et un diplôme, le Brevet d'infirmière hospitalière et de visiteuse d'hygiène sociale. Avec pour leurs titulaires, le titre d'infirmière diplômée de l'Etat français (DE) les distinguant des infirmières possédant un diplôme délivré par les hôpitaux et institutions associatives ayant petit à petit ouvert depuis 50 ans quelques écoles. Création d'un Conseil national de perfectionnement des études d'infirmières auquel participent cinq directrices d'écoles. Rôle actif joué par Léonie Chaptal, ancienne élève de l'école municipale de Lariboisière (promotion1903) et directrice de l'institution privée, Maison-école d'infirmières. Dès 1925, le ministère insère dans ses structures administratives, un Bureau des infirmières.

- 1922 - Bactériologie. CHEFS DE LABORATOIRE DE SECTEUR.

L'un des moyens pour l'AP à Paris de gèrer des activités médicales pour lesquelles elle ne dispose que de quelques spécialistes est de les assurer par secteurs géographiques regroupant plusieurs établissements. Elle agit ainsi pour développer la bactériologie discipline médicale scientifique. Elle aménage 2 laboratoires généraux et 4 laboratoires de secteurs, lieux d'examens biologiques et de recherche et elle crée un corps hiérarchisé de spécialistes. médecins chefs de laboratoire de bactériologie recrutés sur concours à partir de 1924. Leur succédera le corps hospitalo-universitaire des biologistes créé avec le CHU en 1958.

- 1923 - Radiologie et massage. INFIRMIÈRES SPÉCIALISÉES.

L'extension des examens radiologiques nécessite la collaboration d'infirmières aptes à seconder les médecins dans les pratiques de prise et le développement des clichés. Chaque année, les 5 élèves les mieux notées de l'Ecole des bleues de la Salpêtrière sont affectées dans les services de radiologie, système de sélection reposant sur des capacités et évitant le favoritisme. En 1930, l'AP à Paris ouvre en annexe de l'Ecole des infirmières de la Salpêtrière, sa première école de spécialisation pour la formation en 8 mois d'infirmières masseuses, profession créée en 1922 au plan national pour répondre aux progrès de la rééducation médicale et assurer son développement.

- 1924 - Hôtellerie. QUALITÉ ET ÉCONOMIE, FORMATION DE PRÉPOSÉS GESTIONNAIRES.

L'hébergement et la restauration demeurent une importante source de dépenses du budget de l'AP à Paris. D'où sa préoccupation de serrer les coûts des services généraux tout en améliorant la qualité des prestations hôtelières. Elle utilise le moyen de la formation. Ouverture à la Salpêtrière d'une école dite "des mauves", couleur du galon porté par les élèves ; formant à plein temps en deux ans des spécialistes de la gestion administrative, économique et comptable, pour les besoins des bureaux d'hôpital et des services généraux centraux et locaux. Le statut des élèves est identique à celui des élèves infirmières "bleues". Ils sont à l'issue de leurs études nommés préposés et leur carrière les conduit au grade de surveillant(e) des services généraux, postes qu'occupaient autrefois les religieuses. Le cadre comprend 1 600 emplois (préposés, surveillants, surveillants généraux) lors de sa mise en extinction en 1955 car ne figurant pas dans la grille nationale des emplois hospitaliers.

- 1925 - Le directeur de l'AP à Paris. NOMMÉ DIRECTEUR GÉNÉRAL.

S'étendent à la fois les titres de spécialistes médicaux et de généralistes administratifs. Le même titre de directeur désigne depuis 1849 à l'AP à Paris, tant les directeurs d'hôpitaux que leur patron directeur de l'institution. Mise en concordance des titres des hauts fonctionnaires de la préfecture de la Seine et des administrations annexes avec ceux des ministères où les directeurs sont devenus directeurs généraux. Le directeur de l'AP à Paris prend le titre de directeur général sans que ses attributions soient modifiées. Le secrétaire de l'AP est lui "général" depuis 1801 en qualité de secrétaire du Conseil général des hospices puis du Conseil de surveillance.

- 1928 - Secours médicaux rapides et de qualité. FORMATION DES MANIPULATEURS À LA RADIOLOGIE D'URGENCE.

Création de Police-secours par la Préfecture de police, installation de bornes d'appel dans les rues. Extension du service central de garde des chirurgiens, spécialistes et radiologistes. De garde en premier et en second, ils se déplacent de 13 heures au lendemain 8 heures avec les voitures du garage central sur appel téléphonique des internes. Les tableaux de garde sont établis mensuellement par le Service de santé et les changements impromptus transmis aux établissements par message téléphoné. Les circulaires précisent en ce qui concerne la radiologie que les chefs de service doivent assurer la formation professionnelle des agents hospitaliers appelés à contribuer au service de garde dans chaque établissement.

- 1929 - L'École à l'hôpital. SCOLARISATION DES JEUNES MALADES.

Grand pas en avant social et éducatif pour réduire le handicap scolaire dont souffrent les enfants contraints à une hospitalisation de longue durée. Créée par Marie-Louise Imbert, l'Ecole à l'hôpital ouvre des classes dans les hôpitaux parisiens d'enfants afin d'éviter les retards scolaires des jeunes malades là où l'Education nationale n'en a pas ouvertes.

- 1930 - Assurance du risque santé. TICKET MODÉRATEUR, RECETTES HOSPITALIèRES.

Une solution est trouvée à la lancinante question : comment payer son médecin, son pharmacien, son hôpital, ses soins, avoir une retraite et des allocations familiales. Ce n'est pas l'Eurêka de la poussée d'Archimède mais une couverture collective recettes-dépenses espérée solide pour financer les risques sociaux : maladie, maternité et vieillesse. Des Caisses sont créées alimentées par des prélèvements obligatoires retenus à la source sur les salaires. La France compte 40 millions d'habitants, l'espérance de vie est maintenant de 60 ans pour les femmes et 55 pour les hommes. La prévoyance sociale financée par les salariés et les entreprises est possible mais facultative et a surtout été mise en place dans les services publics ; il existe dans le secteur privé des retraites ouvrières et paysannes depuis 1910, des caisses de compensation patronales en matière d'allocations familiales et la mutualité pour la maladie. Est institué un régime d'Assurances sociales pour les bas et moyens salaires. Les Caisses prélèvent sur le travail (6% ouvrier et 6% patronal) et pour la maladie remboursent le coût des soins déduction faite d'un ticket modérateur qui peut être assuré par les anciennes mutualités maintenues ou à la charge de l'AMG si l'assuré ne peut payer. Le système est mis en place non sans réticences après un premier échec en 1928. Chacun essaie de faire des prévisions : s'il pense que ses remboursements excéderont ses cotisations, il est pour ; s'il estime qu'il paiera pour les autres, il est plutôt contre. Les gouvernements détiennent la clef du problème posé par d'éventuels déficits, ils augmenteront les retenues salariales (dites pour les employeurs, charges) pour maintenir les Caisses en bonne santé financière. Ces prises en charge améliorent considérablement les recettes hospitalières. A l'AP à Paris les remboursements d'honoraires au titre des examens et actes médicaux "tombent" dans une "masse médicale commune" répartie sur des bases définies par l'Inter-syndicat, environ 40 000 frs annuels en 1935 pour un chef de service présent le matin (25 000 frs mensuels 1999). La liberté de prescription est respectée. Les assurés sociaux sont des malades payants, ce qui contribue à changer leur statut d'assistés en celui de patients, clients. Chaque salarié a désormais deux rémunérations : le net payé et les retenues versées à ses Caisses. Les médecins du secteur libéral continuent à être payés à l'acte selon leur prescription, les malades se faisant rembourser s'ils sont assurés sociaux.

- 1930 - Débat : le service public soigne-t-il les malades payants?
HÔPITAL TOUTES CLASSES OU HÔPITAL DES PAUVRES ?

La mission de service public d'assistance des hôpitaux vise à venir en aide aux pauvres en les soignant mais ils reçoivent aussi des assurés sociaux. Le débat de société sur leur place dans une économie libérale de marché est lancé, d'autant plus que la création des Assurances sociales accroit le recours de la population aux soins ce qui était l'objectif recherché. Pour les associations de médecins libéraux l'admission dans les établissements de l'AP à Paris doit être réservée aux seuls indigents à l'exception des accidentés, contagieux et admis sur la demande des médecins de ville. Par ailleurs, l'hôpital n'est-il pas menacé par le stakhanovisme venu de Russie ? La rémunération doit être proportionnelle à la performance, plus chaque professionnel travaille plus il doit gagner disent les experts promoteurs russes. Faut-il appliquer la théorie dans le secteur sanitaire en France : en payant tous les professionnels hospitaliers à l'acte comme les médecins ? La question restera sans réponse.

- 1930 - La médecine sociale. QUI LA PREND EN CHARGE ?

Quel est le rôle des Caisses maladie et leur place dans les institutions de santé ? Simples organismes comptables non qualifiés pour gérer avec l'argent des assurés, la médecine, les médecins, les hôpitaux ? Questions qui s'étendent à la prévention : qui prend en charge la "propagande" dit-on alors pour diminuer le coût de la santé-invalidité (lutte contre les taudis, l'alcoolisme et l'avortement, pour les vaccinations) ? Les Assurances sociales ou l'Etat ? Les Caisses participent financièrement à la formation des professionnels médecins et non médecins et à la recherche dans la mesure où ces dépenses sont intégrées dans les prix de journée qu'ils remboursent aux hôpitaux. La question de savoir si le secteur privé peut former les professionnels comme les hôpitaux publics n'est pas posée.

- 1930 - Les hôpitaux publics se solidarisent. FÉDÉRATION HOSPITALIÈRE DE FRANCE.

Création de la Fédération des Unions hospitalières de France regroupant les représentants des commissions administratives hospitalières communales gérant sous la présidence des maires les hôpitaux publics (hors les cas particuliers de Paris, Lyon et Marseille). La Fédération Hospitalière va jouer un rôle déterminant, consultatif et de pression politique dans l'organisation, l'évolution et la défense du système hospitalier à but non lucratif.

- 1930 - Les spécialités médicales toujours plus nombreuses. L'AP À PARIS, HAUT LIEU DE FORMATION DES MÉDECINS SPÉCIALISTES.

La spécialisation entre par toutes les portes de l'hôpital. Spécialisation thérapeutique liée à l'accroissement des savoirs médicaux scientifiques et technologiques, à l'apport des examens d'exploration clinique, biologique, physiologique et radiologique et de la pharmacopée. Ces secteurs se sont étendus. La première cause de mortalité étant la tuberculose, l'AP à Paris a ouvert des centres de pneumologie pratiquant le dépistage antituberculeux et des sanatoriums de plein air en forêt et maritimes. Les chefs des services spécialisés accueillent et forment les médecins "spécialistes" préparant les certificats d'études spéciales créés par la Faculté de médecine. L'AP à Paris devient une grande école de formation de spécialistes possédant à l'hôpital une blouse d'attaché bénévole officiel ou officieux. Les chefs de services sont à leur cabinet de ville : consultants spécialistes. Des académies et sociétés se créent autour des plus éminents d'entre-eux. En 1941, les accoucheurs deviendront gynécologues-accoucheurs.

- 1930 - Des agents hospitaliers sachant lire et écrire. LES EFFETS DU CHÔMAGE, LES COURS MUNICIPAUX.

Les deux bureaux de recrutement des servants et servantes voient les candidatures à l'emploi d'agent hospitalier affluer. La barre de la sélection sur des critères scolaires est montée. Pour être recrutés, les candidats à cet emploi doivent posséder le certificat d'études ou passer un examen (dictée, problème). Le grand nombre de candidatures est dû à la crise économique, au chômage en Europe après les Etats-Unis. Une meilleure scolarisation des servants permet de créer de nouveaux cours municipaux infirmiers à l'hospice de Brévannes (Emile Roux) et à Bichat, puis en 1940 à Raymond Poincaré. Par ailleurs, une école de préparation des jeunes filles pupilles de l'AP (enfants assistés) au concours d'entrée dans les écoles d'infirmières fonctionne toujours.

- 1932 - Brevet national d'assistante sociale. L'ASSOCIATION "LE SERVICE SOCIAL À L'HÔPITAL".

Les sciences sociales ont fait leurs premiers pas à l'AP à Paris aux Enfants malades avec la guerre de 1914. L'extension du chômage multiplie les problèmes sociaux de la population. La législation sociale se développe, les règles pour éviter la perception d'avantages non dus d'assistance, du chômage, maintenant des assurances sociales se veulent rigoureuses. Apparaît un besoin de spécialistes de l'information sur l'action sociale. Est créé au plan national un brevet d'assistante sociale obtenu en deux ans d'études, la première année porte sur les soins infirmiers. L'AP à Paris a créé dans ses Bureaux de bienfaisance une fonction d'infirmière visiteuse qui se déplace dans l'arrondissement pour effectuer les soins prescrits par les médecins. Pour l'action sociale dans les hôpitaux elle a recours à l'association le "Service social à l'hôpital".

- 1936 - La faute médicale. DONNÉES ACQUISES DE LA SCIENCE.

Un chirurgien des hôpitaux estime que l'AP à Paris est "la plus belle école médicale du monde" ce que personne n'a jamais démenti mais le propos n'est-il pas un peu "nationaliste" ? De plus une nouvelle définition de la sécurité des soins vient d'être donnée par l'Autorité judiciaire la plus éminente. Selon la Cour de cassation, le médecin doit : "Assurer aux malades des soins consciencieux, attentifs et, réserve faite de circonstances exceptionnelles, conformes aux données acquises de la science". Donc connaître et savoir appliquer ces données par sa formation initiale et son recyclage permanent. Le médecin commet une faute en n'utilisant pas les moyens scientifiques acquis même récemment. Sa formation ne peut au sens de la jurisprudence pénale qu'être actualisée, continue. L'incompétence met en cause non seulement l'étudiant ou le professionnel commettant la faute mais également le ou les décideurs et chefs d'équipes ayant fermé les yeux sur une absence de qualification ou sur des négligences de toute nature, ceci dans tous les domaines de l'activité hospitalière. Rigueur et sécurité sont des obligations ne souffrant aucune marge d'insuffisance, d'à peu près.

- 1936 - Juin, grève générale en France. QUARANTE HEURES, ACQUIS SOCIAUX.

Les acquis de 1930, les assurances sociales, ont peu touché le personnel titulaire de l'AP à Paris qui bénéficie déjà des soins gratuits, d'allocations familiales et d'une retraite de la fonction publique communale. Les syndicats, les infirmières et le personnel de l'AP à Paris sont dans les défilés de mai, juin 1936. Plus grands acquis sociaux du XXème siècle pour les salariés du privé, les Accords Matignon leur accordent la semaine de 40 heures, deux semaines de congés payés et des augmentations de salaire. Le secteur public qui bénéficie déjà d'un mois de vacances voit ses horaires de travail ramenés de 48 à 40 heures. Début de la civilisation des loisirs et de la culture pour tous. Création des délégués syndicaux et des commissions paritaires d'avancement par grades. Aucune mesure n'a trait à la formation. Les campagnes continuent à se dépeupler car les cultivateurs ne bénéficient ni des 40 heures ni des congés payés.

- 1936 - Les accidentés de Paris. POSTE DE SECOURS MARMOTTAN.

Au milieu des années 1930, les automobilistes, dont beaucoup ont un peu trop bu, créent l'accident ce qui entraîne : l'assurance automobile, l'ambulance rapide, police secours, l'extension des soins d'urgence et des chirurgiens spécialisés dans le traitement des blessés de la route et des panseuses plus nombreuses. Le système des internes de garde sur place et des chirurgiens et spécialistes allant sur appel d'hôpital en hôpital n'est plus adapté. L'AP à Paris ouvre près de la place de l'Etoile, le Poste de secours Marmottan. Les chirurgiens y sont "résidents", le petit établissement moderne fait la fierté de la Ville de Paris. Vont cependant à partir des années 1950 en raison de la recrudescence des dits accidents apparaître des problèmes d'encombrement des lits. A côté des chirurgiens orthopédistes de nuit, il faut sur place des radiologistes, des aides anesthésistes dont le corps sera créé en 1939 ainsi que des infirmières "panseuses". Le poste fonctionne pendant 50 ans, sert de modèle à la création au sud et au nord de Paris de services de garde avec "résidents". Ouvert dès la fin du XVIIIème siècle le dossier "urgence" qui a été à l'origine de la création de l'internat en médecine n'est jamais clos, talon d'Achille vulnérable d'une organisation hospitalière que la population souhaite à juste raison invulnérable. Le travail de nuit est-il assez payé comparé au travail de jour ?

- 1938 - Comment réduire les dépenses, non la qualité. MÉDICAMENTS SIMILAIRES, CIRCULAIRES.

Il ne se passe pratiquement pas de semaine sans que les directeurs des établissements de l'AP à Paris reçoivent du Centre des directives impérieuses leur enjoignant d'économiser sur tout, par exemple : "dépister" les malades aisés fraudeurs, refusant de payer leurs soins ; "les espadrilles sont comprises dans les vêtements de travail des ouvriers et non les galoches", etc... Les secrétaires trésoriers des bureaux de bienfaisance doivent faire la chasse aux "cumulards" d'allocations d'assistance et de chômage. Les médecins chefs de service eux aussi trouvent dans leur courrier des lettres les priant instamment de réduire, dans la mesure du possible cependant, les dépenses médicales "ainsi que le demandent les Caisses d'assurances sociales". Principalement celles des spécialités pharmaceutiques en prescrivant "les produits similaires" du Codex. Le coût de la consommation des médicaments est en hausse permanente. Mais aussi, l'AP à Paris commence à faire des comparaisons et s'interroge : la durée moyenne des séjours hospitaliers est plus longue dans ses hôpitaux que dans ceux de Londres et de Berlin, la réponse est : en France les malades sont gardés plus longtemps dans les services pour des raisons sociales.

- 1938 - Les cadres infirmiers et sociaux doivent avoir une qualification technique et méthodologique. ÊTRE FORMÉS À LA CAPACITÉ D'ADAPTATION. DÉCRET PRIS MAIS NON APPLIQUÉ.

Il faut rendre plus efficaces l'action sociale et les méthodes de travail dans le secteur sanitaire dit le gouvernement. Pour répondre au développement prioritaire des "services d'hygiène et de protection sociale", il faut former le personnel appelé à exercer "des fonctions de maîtrise dans les hôpitaux et les organismes d'hygiène". Dans ce but, le décret du 18 février institue deux diplômes simples distincts (infirmière et assistante sociale) et un diplôme supérieur commun aux deux professions. Les études conduisant au diplôme supérieur visent l'acquisition de la capacité d'adaptation aux "nouvelles techniques et méthodes de travail". Ces diplômes de l'Etat sont exigibles dans les établissements fonctionnant sur fonds publics (ou privés recueillis sous autorisation publique). Est prescrit le contrôle des écoles paramédicales par les Services de santé médicaux locaux de l'Etat à créer (futures inspections départementales et régionales de la santé). Les modalités d'obtention du diplôme simple d'infirmière seront définies par l'acte dit décret du 10 août 1942 (validé en 1945) qui officialisera la fonction de monitrice d'école d'infirmières mais l'emploi ne sera pas reconnu dans la grille indiciaire de la fonction publique. Les dispositions du décret de 1938 sur la formation des cadres d'infirmiers et sociaux supérieurs resteront pendant quinze ans à l'état de texte non appliqué. En fait le besoin d'une formation à l'organisation méthodologique du travail n'apparaît pas essentielle tant aux directeurs qu'aux médecins, ces derniers souhaitent une qualification médico-technique étendue des infirmières mais distincte de la formation médicale.

- 1938 - Dans quel milieu social recruter les infirmières ? ENCORE PEU D'ÉCOLES EN FRANCE.

Le nombre des écoles d'infirmières est passé depuis 1920 de 60 à 83 dont 13 à l'AP à Paris. Question débattue : les infirmières ne doivent-elles pas être recrutées dans les mêmes milieux sociaux que les médecins ? La politique de promotion professionnelle plus égalitaire de l'AP à Paris n'a pas servi de modèle en France, vraisemblablement faute de formateurs pour organiser l'enseignement plus que d'insuffisance budgétaire ou d'hostilité à la promotion sociale. Mais aussi, la réticence est encore grande dans les établissements hospitaliers à la distinction entre servante et infirmière, elle complique la gestion des effectifs des services médicaux en la faisant passer du numérique (comptable) au qualitatif. Toutefois, en 1939, le Code de la famille en généralisant les allocations familiales favorise la prolongation de la scolarité : les familles deviennent moins réticentes pour "faire faire des études" aux jeunes filles. La féminisation des études de médecine et de pharmacie s'étend.

- 1939 - Croissance du parc hospitalier parisien. OEUVRE DES SERVICES TECHNIQUES CENTRAUX.

Entre les deux Grandes guerres, le nombre des hôpitaux, hospices et maisons de retraite de l'AP à Paris est passé de 45 à 61 dont 4 sanatoriums, 3 établissements "maritimes" et, grâce aux ascenseurs, un hôpital empruntant la nouvelle conception architecturale des établissements à grande hauteur, Beaujon. Cette extension a été facilitée par la présence au sein de l'Administration centrale d'un corps hiérarchisé de techniciens, architectes et ingénieurs. La capacité d'accueil a progressé de 28 000 à 48 000 lits. Les journées d'hospitalisation ont plus que doublé passant de 4 à 9 millions par an. Les soins externes se sont considérablement développés en se spécialisant. Les consultants se plaignent d'attendre et le Directeur général rappelle constamment que les internes ne sont pas suffisamment qualifiés pour faire seuls les consultations. L'effectif du corps médical est passé de 1 300 à 4 000 emplois.

- 1939 - 3 septembre, la guerre. PÉDAGOGIE DU PILLAGE DE SES VOISINS.

Le nazisme triomphe en Allemagne. Adolf Hitler, dictateur élu en 1933, a fait main basse sur l'Autriche et la Tchécoslovaquie. Il jette son dévolu sur la Pologne que ses armées le bras levé envahissent. Pour la défendre l'Angleterre et la France lui déclarent le 3 septembre la guerre. L'armée mobilise 16 000 des 29 000 médecins exerçant en France. Les Hôpitaux de Paris rappellent des médecins retraités, ferment des services médicaux et chirurgicaux en raison de la diminution des hospitalisations. Face à la menace de bombardements, de nombreux parisiens ont quitté la capitale. L'AP à Paris fait livrer sacs de sable et masques à gaz dans ses hôpitaux, donne des instructions sur leur utilisation, organise la défense passive.

- 1940 - Landsteiner. RISQUE TRANSFUSIONNEL.

Découverte par le médecin américain (d'origine autrichienne), Landsteiner (1868-1943) du facteur rhésus (il a découvert en 1900 les groupes sanguins). Développement des "banques de sang" et des "risques transfusionnels" : erreurs de groupes, sang contaminé. L'utilisation thérapeutique des produits d'origine humaine donnera lieu à une importante réglementation. Son application n'est pas exempte de graves "accidents". Révélateurs de confusions liées à des lacunes de formation et d'organisation des responsabilités et tâches. A l'AP à Paris dès 1939, des statistiques sont tenues sur les résultats "favorables" ou "défavorables" des transfusions sanguines. Celles-ci sont effectuées par une équipe de transfuseurs appelés de jour et de nuit et appartenant à un organisme de statut associatif, le Centre national de transfusion sanguine de l'hôpital Saint-Antoine dirigé par un gynécologue des hôpitaux. Dès cette époque un suivi médical des donneurs est organisé (dépistage de la tuberculose et de la syphilis). Le sang est un produit à haut risque d'erreurs et de contagion.

- 1940 - Paris occupé le 14 juin. ABANDONS DE POSTES, REQUISITIONS.

Les Français aveuglés par le climat patriotique, nationaliste, dans lequel ils baignent depuis l'école cultivent des sentiments de supériorité internationale ; beaucoup d'entre-eux sont, entre autre, persuadés qu'ils ont la meilleure armée du monde, même lorsqu'ils sont antimilitaristes. L'invasion des Pays-Bas et de la Belgique commencée par l'armée allemande le 16 mai se solde rapidement par une sévère débacle des Alliés. Arrivée au petit matin à Paris de l'armée allemande dans une ville ouverte et désertée. Elle réquisitionne pour ses besoins trois hôpitaux modernes et bien équipés de l'AP à Paris, Beaujon, la Pitié et Lariboisière. Les deux tiers des Parisiens ont fui, exode du Nord vers le Sud de dix millions de "réfugiés". Quelques médecins sont partis malgré l'interdiction renouvelée du directeur général. Dans deux établissements non AP à Paris, les malades ont été abandonnés. Il y a eu des décès. La justice tient compte de circonstances atténuantes. Un million sept cent mille prisonniers transférés en Allemagne ne rentreront que dans 5 ans. Distribution des cartes d'alimentation, début de tous les pillages organisés et de leurs conséquences dramatiques. Collaboration sous le signe de la poignée de mains de Montoire (Loir-et-Cher) entre les Allemands du IIIème Reich représentés par Hitler et les Français partageant leurs "valeurs antisémites" représentés par le maréchal Pétain (1856-1951), héros de la guerre de 1914-1918 et homme politique devenu chef de l'Etat après signature de l'armistice. Fin des Droits de l'Homme et du respect des religions et des opinions, premiers camps dits seulement de "concentration" appellation certainement volontairement ambiguë. De Londres, le général de Gaulle appelle les Français à continuer la guerre.

- 1940 - Hôpitaux sous tutelle nationale. DIRIGISME d'ÉTAT.

Les parisiens manquent de médicaments, de nourriture, de vêtements et de chauffage, font des séjours dans les abris ; tout est contingenté ; fidèles auxiliaires du maréchal, les préfets réquisitionnent les stocks déménagés en Allemagne. Tout devient l'affaire de l'Etat pétainiste totalitaire. Sur la devise : "Liberté, égalité, fraternité" est placardé "Travail, famille, patrie" et un projet : "l'Ordre nouveau européen" attendu de la victoire de l'Allemagne sur les pays démocrates. La fonction nationale de surveillance des institutions sanitaires est organisée, nomination de 20 Directeurs régionaux de la famille et de la santé et de 286 médecins inspecteurs ainsi que de délégués et inspecteurs administratifs. Le poste de directeur régional de la santé est confié en Ile-de-France à Serge Gas, directeur général de l'AP à Paris qui cumule.

- 1940 - Ordre des médecins. INDÉPENDANCE SOUS SURVEILLANCE.

La libre association professionnelle et syndicale très proche de la notion de souveraineté professionnelle est abolie ; les syndicats médicaux sont remplacés par un Conseil national désigné par le gouvernement puis par des Ordres élus à mission principalement autodisciplinaire. S'applique une déontologie de code signé par l'Etat. Des médecins sont opposants, ne veulent pas d'une médecine étatisée. Le poste de secrétaire d'Etat à la santé est cependant pris par le docteur Serge Huard, chirurgien des Hôpitaux de Paris puis par le docteur Grasset, gynécologue-accoucheur également des Hôpitaux de Paris. Après la guerre, à côté des syndicats médicaux reconstitués seront pérénisés les Conseils de l'Ordre, structures disciplinaires officielles créant une ambiguité entre leur rôle de gardien de l'éthique corporative donnant des avis et punissant ou non et celui de la Justice du pays défendant les victimes.

- 1940 - Ciblage de minorités qui penseraient mal. A RÉVOQUER.

Avec les régimes totalitaires, triomphe la barbarie. L'ignoble ségrégation historique xénophobe et se voulant religieuse a été glorifiée par Hitler qui en a fait sa chope de bière électorale avec son livre Mein Kampf et ses meetings hauts en décibels. Elle est approuvée sans réticence par Vichy. Dès juillet, les actes non constitutionnels dits lois, décrets et circulaires de listage et de révocation du personnel sous prétexte de "purification" sociale et raciale arrivent aux directeurs des établissements de l'AP à Paris. La défaite vient du Front populaire élu en 1936 et du premier ministre, Léon Blum (1872-1950) car de religion juive, entend-on à Radio-Paris. L'antisémitisme devient comme en Allemagne une arme gouvernementale facile à manier. En "Chef de l'Etat" investi et libre de tout contrôle démocratique, le maréchal Pétain asseoit son pouvoir sur ce qu'il nomme le "redressement national", avec le don de sa personne et l'exclusion de la société, notamment, des médecins et du personnel de religion juive accusés d'être associaux, anormaux, impurs et non performants, selon leur faciès et leur nom. Plus grande honte du siècle. La majorité de la population est indifférente. Le préfet de la Seine et le directeur général de l'AP à Paris suivent, comme 99% des hauts fonctionnaires dont c'est le métier d'obéir ; purement et simplement, ils appliquent les ordres. Satisfaits de leur sort, les grands commis de l'Etat plus automates que gestionnaires et contestataires se convainquent qu'ils servent un idéal européen sain ; ils vont servir les chambres à gaz en participant aux listages et arrestations. Pouvaient-ils tout ignorer, qu'est-ce que l'ignorance ?

- 1941 - Des directeurs d'hôpitaux et des surveillantes partout en France. CHARTE HOSPITALIÈRE.

Tout n'est pas négatif. L'acte du 21 décembre dit "charte hospitalière" généralise en France l'hôpital "toutes classes". Harmonise les statuts des personnels au plan national, établit le principe du recrutement des médecins, chirurgiens et spécialistes et des directeurs hospitaliers sur concours. Le décret d'application du 17 avril 1943 sera, comme la loi, validé en 1945. Le statut particulier des médecins et du personnel de l'AP à Paris a servi de modèle. Mais les hôpitaux sont placés sous l'autorité directe des préfets et non plus des maires, tout en conservant leur caractère communal.

- 1942 - La syphilis, dépistage. FRONT RUSSE.

Le dépistage précoce de la syphilis est possible par le test de Bordet, microbiologiste belge (1870-1961) et Wassermann, médecin allemand (1866-1925). La loi du 31 décembre 1942 organise la lutte contre la maladie, donne aux maires le pouvoir de prononcer des hospitalisations d'office. L'AP à Paris ouvre dans ses hôpitaux des dispensaires assurant "des consultations du soir" de dépistage gratuit (prises en charge par l'Etat). Les soldats allemands contaminés faute d'utilisation du préservatif sont envoyés sur le Front russe. En 1944, les autorités américaines attirent l'attention de leurs soldats sur les "conditions précaires de l'hygiène en France".

- 1942 - Rafles. WAGONS À BESTIAUX VERS L'EST, GAZAGE.

Les criminelles rafles y compris des vieillards et jeunes enfants visibles dans Paris ne sont, pensent quelques témoins au fond d'eux-mêmes, que des transferts de "youpins" vers des camps de travail en vue du retour des prisonniers (notamment, le 17 juillet, rafles du Vel'd'Hiv'). Les arrestations ont-elles été facilitées par les "ficheurs" de l'AP à Paris ? Des petits et grands policiers ont été des éléments "non volontaires", diront-ils, des filières d'arrestation sur ordres formels. Une partie de la population approuve les voisins et collègues qui n'attendent pas pour "disparaître sans laisser d'adresse" l'arrivée des cars de police secours ou des bus de la RATP avec conducteurs en uniforme. Les lettres dénonçant des "résistants" continuent cependant d'arriver aux "autorités" françaises. Tristes circulaires, de l'AP à Paris, le DG demande que soient recherchés les enfants et les malades ayant échappé aux rafles, et cachés dans les services médicaux. Des médecins fichés partent en province ou essaient de passer en Espagne, d'autres n'échappent hélas pas aux rafles. Pour régler leur sort administratif et les remplacer, ils sont mis en disponibilité d'office. Sur l'ensemble du corps médical et pharmaceutique, les départs évitant les arrestations peuvent être évalués à environ 300 (dont 20 chefs de service sur un effectif de 229). Sur les 13 médecins chefs de service arrêtés en raison de leur religion, 8 ne rentreront pas des camps de la mort. Les dossiers relatifs à l'antisémitisme ont disparu des archives de l'Administration centrale dans les années 1960-1970, pour faire de la place dans les cartonniers. Ils n'étaient plus d'actualité, tout devait être oublié, espoir vain.

- 1942 - Certificats maladie contre le STO. L'ARSENAL RÉPRESSIF.

La Résistance qui se développe véhicule une pédagogie de la non obéissance aux nazis, même Français. Le directeur général de l'AP à Paris inféodé à Vichy continue à diffuser et à veiller à l'application de listages et ignobles révocations. Une circulaire annonce de graves sanctions à l'encontre des médecins délivrant des faux certificats d'inaptitude au travail obligatoire en Allemagne, esclavage de 650 000 jeunes gens pour la sinistre production d'armes de "la Grande Europe". Les réseaux de résistance se multiplient. De nombreux médecins par patriotisme et refus du pétainisme s'engagent dans la clandestinité. A l'AP à Paris des chefs de services fondent le Comité médical national de la résistance (CMR). D'anciens syndicalistes risquent leur vie pour préparer l'arrivée des armées de la France Libre reconstituée en Afrique et des alliés anglais, canadiens, américains et russes. A la merci des dénonciations anonymes, ils préparent de l'intérieur du pays sa libération. Deviennent, aux dires de Vichy, terroristes manipulés par Londres, Moscou et l'un d'eux, Corentin Celton, cégétiste est fusillé. Vingt membres du corps médical de l'AP sont arrêtés et déportés pour faits de résistance.

- 1942 - Afflux de malades. GARDER LES CAS INTÉRESSANTS POUR LA FORMATION DES STAGIAIRES

L'hôpital public ne doit pas être en concurrence "déloyale" avec la médecine privée. Devant l'afflux des malades (froid, restrictions alimentaires, maladies de carence, attrait des spécialistes, gratuité), les directeurs des hôpitaux de l'AP à Paris sont priés de ne pas admettre, après enquête des assistantes sociales, les malades pouvant se faire soigner en clinique privée mais cependant de privilégier les hospitalisations présentant un intérêt pour l'enseignement des stagiaires et la recherche. Sont conseillés les soins sans hospitalisation.

- 1943 - Les cours municipaux infirmiers mis en règle avec la loi. PLUS DE NOMINATIONS SANS "DE" D'INFIRMIÈRE.

Le point faible des cours municipaux infirmiers est l'absence de stages, ils ne comportent qu'un enseignement théorique en cours du soir suivis pendant un an. Le matin, les élèves sont dans leur service en situation de travail effectuant le plus souvent les tâches d'hôtellerie ce qui ne leur apporte aucun savoir pratique infirmier. L'acte dit loi du 15 juillet fait obligation aux hôpitaux publics de ne recruter à partir de 1946 que des infirmières possédant le diplôme d'état et non une équivalence. Dans les écoles municipales de promotion professionnelle de l'AP à Paris, les modalités des études sont mises en conformité avec les dispositions nouvelles : leur durée est portée de un à deux ans, les stages sont effectués dans les conditions du décret. Dans chaque école, une infirmière, monitrice générale est chargée d'organiser l'enseignement en cours et en stage. L'obligation de posséder le DE pour être recruté constitue à l'AP à Paris, indirectement, un important pas en avant "égalitaire". Il n'y a plus d'enseignement infirmier à deux vitesses : les Bleues et les Municipales.

- 1943 - Création du grade de surveillante générale. 450 EMPLOIS.

Les patrons des services médicaux, chirurgicaux et des maternités confient chaque salle à un assistant, celui-ci devient de fait le médecin de l'unité spécialisée. L'organisation de l'encadrement soignant évolue également comprenant aussi deux grades, la surveillante générale est créée. Ses responsabilités ne sont pas définies, elle est en pratique l'adjointe administrative du patron et la supérieure hiérarchique des surveillantes qui restent avec les premières infirmières les véritables responsables gestionnaires de leur salle. En positif ce nouveau grade ouvre 450 postes d'avancement aux surveillantes.

- 1943 - Création du diplôme d'Etat de sage-femme. FONCTIONS HOSPITALIÈRES TEMPORAIRES.

Diplôme délivré conjointement par les ministres de la Santé et de l'Education nationale (rattachement éducatif des écoles depuis leur origine à une chaire d'obstétrique). A Paris, les études se font à la Maternité Baudelocque en internat scolaire payant et sans engagement de travail. A l'issue de leurs études, les sages-femmes peuvent, sur proposition d'un gynécologue-accoucheur chef de service, être nommées internes, assurant par roulement, avec les internes en médecine, pendant quatre ans, le service de garde de la maternité, elles ont leur salle de garde. Une première sage-femme est chargée des fonctions de surveillante générale sur proposition et réinvestiture annuelle des chefs de service. En 1966, sera créé un cadre de personnel sages-femmes titulaires de l'AP à Paris.

- 1943 - Un petit bureau administratif central "enseignement". POUR DYNAMISER LA PROMOTION SOCIALE.

Les préparations aux concours diminuant les échecs sont un atout social et démocratique car elles réduisent les handicaps éducatifs des agents. Leur mise en place est peu coûteuse à condition de disposer de formateurs. Elle s'impose lorsque la sélection aux emplois ne permet pas de recruter un nombre suffisant de candidats aptes à réussir les épreuves du concours. La fonction administrative formation est développée. Création dans les structures centrales de l'AP à Paris, d'un petit Bureau de l'enseignement (5 agents) rattaché au Secrétariat général. Premier chef de bureau, madame Legrand, Secrétaire-trésorier du Bureau de bienfaisance du XIXème arrondissement assurant jusque-là, à titre privé, les préparations aux concours. Le rôle du bureau est administratif, il consiste à mettre en place et à gérer des cours préparatoires aux concours dans les filières hospitalières, ouvrières et administratives. Tous les cours sont assurés en fin d'après-midi par le personnel de direction et technique. Le rôle du bureau est aussi de gérer les écoles d'infirmières dont le nombre est insuffisant, il manque des locaux, des enseignants et des élèves.

- 1944 - Secret spécifique aux professions de santé. SANCTIONS.

Les règles de droit, tous les textes de Vichy, sont dans leur grande majorité des mesures d'interdiction assorties de dispositions punitives. Il en est ainsi de l'un des derniers dit loi du 21 février (validée en 1945) relative aux sanctions encourues par les médecins, les chirurgiens et autres officiers de santé, ainsi que par les pharmaciens, les sages-femmes et toute autre personne qui, dépositaire de secrets par état ou par fonction temporaire ou permanente, les auront révélés, hors les cas où la loi l'autorise. Pour beaucoup de médecins le malade ne peut avoir confiance en eux que s'ils respectent ce secret. S'appuyant sur cette obligation, des professionnels, surveillantes et médecins, refuseront malgré les risques encourus, de dévoiler la présence dans leur service de malades recherchés par la police. Mais, les faits montrent que sous le régime de Vichy les collaborateurs des nazis n'ont pas manqué, même parmi le personnel de l'AP à Paris . Comment mettre fin à la culture de la haine dite "raciale", dont Hitler, Pétain et bien d'autres dictateurs avant et après eux ont si dramatiquement usé sous l'ignoble affirmation de "purification" dans l'intérêt de la nation et de l'humanité ?

- 1944 - Libération, barricades. DERNIERS BOMBARDEMENTS.

Les élèves avec le personnel participent à la Libération de Paris, secourent les blessés des barricades. Création à l'AP à Paris d'un Comité central et de Comités locaux de libération. Le nouveau gouvernement remplace le directeur général qui sera révoqué injustement selon lui. Paris reçoit ses dernières bombes le 28 août. A l'hôpital Bichat, 7 infirmières et 2 enfants sont tués, l'hospice d'Ivry est touché et la Cave centrale détruite. Antérieurement avaient été partiellement ou totalement touchés par des bombardements, l'hôpital Ambroise Paré, l'hospice des Ménages, la maison de retraite Sainte Périne, l'hôpital de Berck maritime, l'hôpital Claude Bernard, l'hôpital de Brévannes.

- 1944 - Américains, 2ème DB. L'AP À PARIS CITÉE AU LIVRE D'OR.

"Tout le personnel des hôpitaux peut aujourd'hui être cité au Livre d'or de la Ville de Paris" déclare le 14 septembre le nouveau préfet de la Seine Marcel Flouret. Ajoutant : "Pendant la semaine d'insurrection (19 au 26 août), médecins, chirurgiens, internes, infirmiers et infirmières, garçons et filles de salles ont, sans relâche, négligeant repas et sommeil, prodigué leurs soins aux blessés des barricades et de la rue." Des équipes de brancardiers sont intervenues au péril de leur vie, plusieurs d'entre-eux ont été tués ou blessés. Deux chiffres suffisent à montrer l'ampleur des combats et le sacrifice des combattants des Forces françaises de l'Intérieur (FFI de Paris) : 3 859 blessés et 989 morts.

- 1944- Collaboration active. COMITÉS D'EPURATION. OUBLI.

Conformément à la législation nationale, le Comité d'épuration de l'AP à Paris examine les dossiers du personnel non médical pour des faits de collaboration : dénonciations, encouragement à la politique de Vichy, à la haine religieuse, engagement dans les organismes pro-nazis. Les droits de la défense et de recours sont respectés. Les épurés ont, disent-ils, obéi aux ordres supérieurs, ce qui pour un bon fonctionnaire ne pouvait "selon eux" constituer une faute, ils ont fait confiance au héros de Verdun. 160 agents sont sanctionnés, certains révoqués pour des faits extrêmement graves de dénonciation. Ils disent vivre les sanctions comme un règlement de compte venant de collègues jaloux d'eux, de leur loyauté et, dans certains cas, de leur avancement mérité par leur travail ? Quelques agents les plaignent, estimant que les résistants qui à la Libération ont tondu sans jugement des femmes ayant eu des relations avec les Allemands ont fait pire. L'heure est à l'effacement de la collaboration. Le mieux, prône la grande majorité, est de tout oublier. Lorsque les Alliés arriveront dans les camps de la mort, l'oubli ne sera plus possible. Les médecins de l'AP n'ayant pas un statut de fonctionnaire, leur épuration se fait au sein de leur profession, est corporative : sur l'avis de Commissions médicales régionales, les sanctions sont prises par le ministre de la santé. Sur les 126 sanctions nationales prononcées, 51 concernent des médecins parisiens dont 3 chefs de service et 4 assistants de l'AP à Paris interdits d'exercer pendant 3 ans.

- 1945 - Armistice. DEUX CENT SOIXANTE MORTS À L'AP À PARIS.

Le 8 mai 1945, jour de signature de la fin de la guerre de pillage de vies et de biens du nazisme, tous les malades se voient servir un verre de mousseux ainsi que des cigarettes et du café "américains". L'AP à Paris participe à l'accueil des prisonniers et des peu nombreux déportés, grands malades décharnés dans leur uniforme des camps. La population prend conscience du génocide. Chiffres : la guerre a fait en Europe 16 millions de morts dont 6 millions étaient de religion israélite et furent exterminés sous les auspices d'une pensée politique aveuglante dénommée : "national-socialisme". En France : 76 000 juifs ont été déportés, 2 500 sont rentrés, des familles entières ont été exécutées ou gazées. Deux cent soixante noms sont inscrits sur le monument du personnel de l'AP à Paris victime de la seconde guerre mondiale. Comment après cela "oublier" ? N'est-ce pas le contraire qui s'impose pour que la graine des dictateurs ne continue pas à pousser un peu partout dans le monde ?

- 1945 - Alexandre Fleming. TRAITEMENT MIRACLE.

L'armoire à pharmacie des salles dont la surveillante garde la clef dans son trousseau pour éviter les vols de stupéfiants s'est enrichie notamment des vitamines, de l'insuline, de la testostérone, des sulfamides, de la cortisone, de la thyromicine, des histaminiques, de la streptomicine, des barbituriques et de l'héparine, médicaments dont beaucoup ont gravement manqués. Un triomphe est fait à la pénicilline arrivée en France avec les armées alliées. Fabriqué industriellement, ce puissant anti-infectieux a été découvert en 1928 par le médecin anglais Alexander Fleming (1881-1955). Les souches microbiennes vont, elles aussi, organiser leur résistance : elles seront dans trente ans "réémergentes", insensibles aux antibiotiques, poseront de graves problèmes médicaux, l'abus des antibiotiques en fera une thérapeutiques parfois inefficace. De grandes maladies endémiques comme la tuberculose, le choléra, le paludisme, la diphtérie, guetteront l'ignorance en hygiène et en prévention, notamment vaccinale, pour tuer un peu partout dans le monde selon le degré des ressources financières dont chacun dispose. D'où les campagnes nationales et mondiales d'éducation pour la santé : la création de l'ONU (organisation des nations unies), puis de l'OMS (organisation mondiale de la santé), de l'UNESCO, (pour la science et la culture), de l'UNICEF (pour l'enfance). Le rôle joué en France dans le créneau éducatif santé par les professionnels et les institutions sera lui dépendant des choix politiques faits sur la hauteur du financement des actes médicaux de prévention, seuls les actes thérapeutiques entrant dans la logique de l'assurance maladie. Pasteur sera-t-il entendu ?

- 1945 - La négociation syndicale. LES COMMISSIONS MIXTES. DIALOGUE.

Remise en route de la concertation syndicale après rétablissement des droits syndicaux au plan national. Création à l'AP à Paris d'une Commission mixte pour les questions intéressant le personnel ; elle est présidée par le Secrétaire général et composée de quatre représentants de l'administration et quatre représentants des organisations syndicales désignés par celles-ci (trois par la Confédération générale du travail CGT et un par la Confédération française des travailleurs chrétiens CFTC). Ancêtre des comités techniques paritaires et avant la lettre de tout le système juridique de concertation syndicale. Issus de la résistance grand collectif d'opinions de droite et de gauche, les initiateurs de ce dialogue ont-ils tenté de mettre un peu plus de démocratie dans la gestion du personnel de l'AP à Paris ?

- 1945 - Dépistage préventif. RÉDUIRE LE RISQUE PROFESSIONNEL.

Les maladies infectieuses font encore plusieurs dizaines de victimes chaque année parmi le personnel médical (internes) et non médical, en particulier dans les services d'enfants où sévit en permanence la contagion. Pour lutter contre la tuberculose : création dans l'optique des mesures sociales, de la médecine du travail ; examens de dépistage pulmonaire systématique en scopie. Par ailleurs, mais dans un autre but, un corps de médecins "de contrôle" assure les visites médicales d'embauche et détermine la durée de tous les arrêts de travail du personnel titulaire afin d'éviter l'absentéisme difficile et coûteux. Les circulaires du DG appellent l'attention du personnel sur la dégradation du sens moral qui se serait aggravé depuis la Libération et serait en péril, demandent une rigueur inflexible qu'exigent "la beauté du rôle hospitalier et le redressement du pays". La Libération a-t-elle apporté des libertés sans limites ?

- 1945 - Protection de la natalité et de l'enfance. ÉDUCATION (PMI).

Des milliers de vies vont être sauvées. Organisation nationale de la "Protection maternelle et infantile" (PMI) confiée dans le département de la Seine à l'AP à Paris. Objectifs : prévention des pathologies par le dépistage et l'éducation des mères, faute de quoi les allocations familiales peuvent être supprimées. L'effort fait en faveur de l'enfance place la Ville de Paris et le département de la

Seine en tête des départements à faible mortalité infantile (2% en 1958). Toutes les maternités des hôpitaux de Paris ouvrent des consultations de surveillance de la grossesse et des nourrissons. Pour poursuivre l'action de la PMI sont instituées les médecines scolaires et universitaires qui n'attirent ni les étudiants ni les médecins. A Paris, nous l'avons vu, de nombreux médecins se sont spécialisés en pédiatrie, l'AP n'éprouve aucune difficulté pour pourvoir les postes hospitaliers et de dispensaires créés. En1947 est institué un diplôme d'Etat de puéricultrice obtenu par spécialisation d'infirmières en un an. L'Ecole de l'Institut de puériculture du boulevard Brune forme les puéricultrices de l'AP à Paris (10 à 15 par an). La protection de la grossesse et de l'enfance sont bien assurées alors que la prévention reste hésitante dans les autres disciplines médicales ?

- 1946 - Salariés assurés. PRÉLEVEMENTS, REMBOURSE-MENTS.

Dans la foulée du succès des Assurances sociales, la protection sociale des Français est étendue à tous les salarié du secteur privé par l'ordonnance du 4 octobre 1945. L'engagement en a été pris par le Conseil national de la résistance. A la notion d'assurance s'ajoute celle de sécurité. Sous le nom de Sécurité sociale, elle reste un système d'assurance de risques par répartition et obligatoire. Les conseillers des Caisses gérent sous tutelle publique les prélèvements et les remboursements. Ces nouvelles grandes compagnies d'assurance à statut semi public, semi privé, sans profit sont placées sous l'aile des syndicats patronaux et ouvriers qui se répartissent les présidences. La Sécurité sociale permet un développement considérable de tous les secteurs de santé, de l'offre et de la demande de produits de soin tarifiés. En 1930, les Assurances sociales n'avaient été créées que pour les salariés à faible rémunération. Désormais, toutes les rémunérations salariales puis progressivement celles provenant d'honoraires et de rémunérations de toute nature sont soumises à retenues ; le nombre des Caisses et Mutuelles "professionnelles" s'étend. L'argent des cotisations salariales et patronales devient la principale source de revenu (70%) de tous les professionnels de la santé, quelle que soit leur mode d'exercice et leur statut. Les Caisses peuvent difficilement faire faillite en raison des répercussions fâcheuses que cela entraînerait pour la population. Les soins remboursés sur tarifs à l'acte en fonction de leur nature donne plutôt satisfaction aux assurés, aux professionnels et aux institutions. Encore que chacun trouve les cotisation trop lourdes et les remboursements insuffisants. Un chapitre "économie de la santé" va entrer dans quinze ans dans la formation des professionnels et ne pas être étranger à la création sous-jacente de l'Ecole nationale de la santé et des écoles de cadres hospitaliers.

- 1946 - Exercice paramédical sans diplôme. ILLÉGAL, SAUF DANS LES HÔPITAUX.

Diplôme professionnel signifie formation, préparation à une profession. Il veut également dire désormais, comme pour la médecine, la pharmacie et l'accouchement : autorisation d'exercer la profession d'infirmière ou de kinésithérapeute. Selon la loi du 8 avril : "Est considérée comme exerçant la profession d'infirmière toute personne qui donne habituellement soit à domicile, soit dans les services publics ou privés d'hospitalisation ou de consultation des soins prescrits ou conseillés par un médecin". S'ajoutent des dispositions sur l'usurpation du titre et l'exercice illégal par les non titulaires du DE obtenu à l'issue de leurs études ou par équivalence selon les mesures transitoires prévues pour les non titulaires du diplôme d'Etat (art. 473 du code de la santé). Dans les hôpitaux, l'ordre hiérarchique "couvre" les actes infirmiers effectués par des non diplômés. En 1951 est créé au plan national un Conseil supérieur des infirmiers et infirmières consulté sur toutes les questions relatives à la profession. Ces textes feront l'objet de nombreuses adaptations dans le sens d'une extension du domaine de responsabilité et d'indépendance professionnelles.

- 1946 - Emplois promotionnels d'infirmières spécialisées. ÉCOLES.

Le petit bureau de l'enseignement de l'AP à Paris fait preuve de créativité. Il faut pour permettre le développement de la radiologie, des laboratoires et de la rééducation fonctionnelle ouvrir des cours de spécialisation aux infirmières. Des écoles sont créées avec le concours de médecins spécialistes, de directrices et monitrices. Recrutées sur concours les infirmières se spécialisant effectuent un an d'études théoriques et pratiques en situation de travail. Elles peuvent choisir : radiologie, laboratoire ou kinésithérapie. Les études sont diplômantes, permettant l'obtention d'un "brevet de capacité" d'infirmière aide de radiologie, laborantine ou masseur. Sont créés des postes d'infirmières spécialisées mieux rémunérées que les infirmières, 350 laborantines de bactériologie et chimie, 280 d'aides de radiologie, 10 de masseurs et de 55 masseuses. En 1950, la rééducation médicale se développe, ouverture outre l'école de l'AP des écoles agréées de kinésithérapie à Berck et aux Enfants malades. Ce n'est que vingt ans plus tard, en 1967, que le ministère créera les dîplômes de laborantin d'analyse médicale (DELAM) et de manipulateur de radiologie (DEMER) obtenus en deux ans d'études. Réglementation appliquée par les Ecoles de laboratoire et de manipulateur d'electroradiologie de l'AP à Paris. La spécialisation s'accompagne de créations d'emplois.

- 1946 -Dernier recrutement de cadres administratifs AP à Paris. AVANT RECRUTEMENT NATIONAL.

S'ils s'envolent dans les secteurs du personnel médical et des soins infirmiers spécialisés, les effectifs du personnel administratif de l'AP à Paris vont aussi commencer à connaître une poussée quantitative dans les activités se spécialisant également. L'AP à Paris perd le pouvoir d'élaboration du statut de ses directeurs et celui de les recruter. Le principe du recrutement du personnel de direction des Préfectures de Paris et de police et des administrations annexes, dont l'AP par détachement de fonctionnaires nationaux est établi. Le ministère de la santé devient recruteur national des cadres administratifs hospitaliers. A la Libération les choix politiques centralisateurs vont dans le sens d'une insertion de la fonction publique parisienne au sein la fonction publique nationale. Par ailleurs, la hiérarchie du personnel est répartie en trois groupes : A, B, C, tandis que les salaires sont toujours en retard sur l'inflation galopante.

- 1946 - Le bien-être des peuples, sans guerre. CONSTITUTION, DROITS DE L'HOMME.

Selon la Constitution de la IVème République : "la nation garantit à tous, notamment à l'enfant, à la mère et aux vieux travailleurs, la protection de la santé, la sécurité matérielle, le repos et le loisir". Le but de l'Organisation mondiale de la santé (OMS) issue des Nations-Unies (ONU) est "d'amener tous les peuples au niveau de santé le plus élevé possible". En 1947, selon le code de Nuremberg (Allemagne) auquel la France souscrit, "il est interdit d'expérimenter sur le corps humain à l'insu des malades". En 1948, paraît la Déclaration universelle des Droits de l'Homme : "les gouvernements ont la responsabilité de la santé de leur peuple". En 1950, le Conseil de la Grande Europe déclare dans sa Convention de Sauvegarde des droits de l'homme et des libertés fondamentales, le droit à la santé, à la sécurité et à l'assistance sociale et médicale. A partir de 1957 (Traité de Rome) se crée par étapes la Communauté européenne (CE) et un droit communautaire sous le contrôle d'une Cour de justice. La CE conduit une politique active de lutte contre les fléaux sociaux et d'éducation sanitaire.

- 1946 - La dimension sociale. OUVERTURE D'UNE ÉCOLE DE SERVICE SOCIAL.

L'hôpital doit assurer "le conseil aux familles mal informées de leurs droits et devoirs ainsi que des moyens de dépistage des maladies". Les mêmes problèmes se posent au personnel, fragilisé par le coût de la vie, les difficultés de logement, les horaires de nuit, etc... Faisant jusque-là appel par convention (contrat) à un organisme privé, le "Service social à l'hôpital", l'AP à Paris rompt ce partenariat et ouvre en 1945 une école d'assistantes sociales en spécialisant des infirmières en un an. Cette filière de promotion comprend 420 assistantes sociales (dont 6 chefs et 124 principales). Préoccupée par les vols de frais de séjour liés aux fausses déclarations de revenus permettant aux malades de faire payer leur ticket modérateur par les contribuables parisiens au titre de l'AMG, l'Administration envisage de faire des assistances sociales des enquêtrices financières vérifiant les ressources. A la lecture de ces instructions on a l'impression que tous les Français sont des fraudeurs de naissance. Projet sans suite. En 1949 est créé au plan national un Conseil permanent d'hygiène dite sociale.

- 1946 - Consultez les médecins. RAPPEL DES CIRCULAIRES.

Malgré les directives données à partir de 1903 par le directeur de l'AP à Paris et rappelées régulièrement, l'information des médecins des hôpitaux sur la vie de l'AP à Paris est peu véhiculée par les directeurs d'établissement, chacun vit dans son bureau. Cette absence de dialogue est, une fois de plus, jugée particulièrement regrettable par le directeur général. L'intérêt de l'information des médecins est rappelé. Par contre, l'information médicale circule au sein de chaque discipline par la presse spécialisée, par les réunions et publications des sociétés, académies et syndicats. Les réunions des nombreux jurys de concours médicaux AP à Paris constituent aussi des circuits parallèles, officieux de circulation de l'information.

- 1947 - Nouvelle discipline hospitalière. LA NEURO-CHIRURGIE.

Les progrès de la chirurgie et de l'anesthésie permettent des interventions sur le cerveau nécessitant une rigoureuse qualification. Il n'existe à l'AP à Paris qu'un seul service spécialisé situé à la Pitié, la clinique de neuro-chirurgie. Pour répondre à des besoins régionaux, l'AP à Paris insère dans son règlement général sur le Service de santé une nouvelle discipline chirurgicale spécialisée comprenant un Bureau central et des neuro-chirurgiens chefs de service.

- 1947 - Des secrétaires médicales. RELATION AVEC LA MÉDECINE DE VILLE.

Création de 300 postes de secrétaires médicales, recrutées sur concours, afin de libérer les médecins des tâches purement administratives et de faciliter les relations entre médecins traitants et médecins hospitaliers, l'échange de courrier. Certains d'entre-eux craignent que ces meilleures relations entraînent une augmentation de l'activité de l'hôpital incompatible avec ses moyens. Organisation pour les candidates au concours de secrétaires des médecins, de cours diffusant le vocabulaire médical.

- 1947 - Grands mouvements syndicaux en France. NÉGOCIATIONS.

L'espoir de salaires plus élevés et de conditions de travail plus humaines correspondant à ses responsabilités a entraîné avec la Libération une adhésion générale du personnel de l'AP à Paris aux organisations syndicales reconstituées. Reprise du combat commencé au début du siècle, distribution de tracts, réunions syndicales, mouvements de grève. Le directeur général de l'AP à Paris devient négociateur syndical de compromis dans les limites de ses pouvoirs toujours définis par la loi de 1849 le plaçant sous tutelle du préfet de la Seine et du ministre de la santé et plus encore du ministre des finances. Les acquis des grèves sont fonction de l'intensité et de l'unité syndicale. Des règles particulières aux hôpitaux garantissent la continuité des soins, les directeurs disposent d'un droit de réquisition du personnel.

- 1948 - Fonctionnement des conseils de l'Ordre. DÉMOCRATISATION.

Remodelage des conseils départementaux et nationaux des Ordres professionnels. Toujours chargés du contrôle collectif et individuel de l'éthique dans le cadre de la législation déterminant leurs pouvoirs, ils cessent d'être une émanation politique. L'élection de leurs membres au sein des professions les rend indépendants. Ils surveillent l'observation des règles de déontologie et disposent de pouvoirs disciplinaires. Les conseils de l'Ordre (ou commissions professionnelles) seront progressivement étendus aux professions de santé qui éliront à côté de leurs leaders syndicaux, leurs leaders corporatifs assurant le respect de la déontologie et l'autodiscipline.

- 1948 - Une année de propédeutique universitaire. SÉLECTION DES ÉTUDIANTS PAR L'INTERNAT DES HÔPITAUX DE PARIS.

Réforme des études universitaires de lettres et de sciences, création d'une première année dite de propédeutique (préformation). En médecine, institution du certificat de PCB (physique, chimie, biologie) qui sera supprimé lors de la réforme universitaire de 1966. Avec le développement des besoins hospitaliers, le nombre des externes des Hôpitaux de Paris est passé à 1 800 et celui des internes en médecine à 450. Ces derniers sont toujours admis à la suite d'un concours exigeant un effort de préparation particulièrement soutenu tant en ce qui concerne les contenus que les méthodes des exposés écrits et oraux. La hiérarchie du savoir médical est hospitalière. La préparation aux concours se fait toujours en petits groupes animés par un chef de clinique, dits sous-colles.

- 1949 - Comité d'entente des écoles d'infirmières. RECHERCHES EN SOINS INFIRMIERS.

Progressivement se créent des associations professionnelles paramédicales. Parmi les toutes premières, le "Comité d'entente des écoles d'infirmières". En 1951, est éditée la première revue de soins infirmiers : "L'infirmière et l'assistante sociale" (Croix Rouge). Des directrices et monitrices d'écoles de l'AP à Paris mettent au point des protocoles de techniques de soin qu'elles enseignent en salle de travaux pratiques (TP) et s'efforcent de diffuser dans les services médicaux. L'écart entre bonnes pratiques des écoles et réalités des salles se creuse et fait problème. Les écoles ne peuvent sans l'évolution des pratiques de terrain préparer les élèves à un savoir faire technique et relationnel de qualité. Les surveillantes de salles n'ont pas la choix ; si elles veulent obtenir dans leur salle l'affectation de stagiaires, apports de main d'oeuvre, elles doivent mettre en place les bonnes pratiques attendues des monotrices des écoles.

- 1949 - Rattrapage scolaire toujours nécessaire. PAR CORRESPONDANCE.

Les difficultés rencontrées pour la sélection des élèves des écoles d'infirmières et le recrutement des agents de service (ASH) demeurent pour de nombreux candidats aux concours d'admission leurs capacités à comprendre, résumer des textes simples bien construits et à trouver la solution de problèmes d'arithmétique de type certificat d'études, ne sachant pas faire une règle de trois. Pour leur permettre de combler ces retards scolaires et de réussir les épreuves des concours d'entrée dans les écoles ainsi que les ASH le souhaitent, l'AP à Paris ouvre une préparation par correspondance qui obtient un grand succès national, l'enseignement est suivi chaque année par plus de 1 500 élèves. Les cours du soir préparatoires à ce concours de même nature continuent à fonctionner dans chaque hôpital. Tout l'enseignement est assuré par le personnel de direction de l'AP à Paris.

- 1949 - 2 000 postes d'infirmières non pourvus. DANS LES SALLES, CONFUSION DES TÂCHES ET DES RESPONSABILITÉS.

L'AP à Paris accueille en hospitalisation 35 000 malades en phase aiguë avec une forte attraction nationale et 13 000 personnes âgées en hospices et maisons de retraite. Il lui faut, de plus, assurer les soins dans les consultations hospitalières, dans celles des bureaux de bienfaisance et des centres de PMI. En1947, trois écoles municipales d'infirmières ont été ouvertes à Necker, Saint-Antoine et l'Hôtel Dieu mais cet effort reste insuffisant. Les demandes de créations d'emplois faites par les directeurs d'hôpitaux sont prises en considération par les services centraux mais les postes ne peuvent être pourvus, faute de diplômées. Il y a 2 000 vacances d'emplois qualifiés. De plus, sur les 7 650 titulaires du diplôme d'infirmière (dont 40 infirmiers), 4 000 seulement sont au chevet des malades. Les gradées, surveillantes générales et surveillantes sont 1 850, elles sont secondées dans les écritures par environ 800 premières, et 1 000 infirmières ont été spécialisées. Il y a peu d'infirmières la nuit dans les dortoirs.

Chapitre 6

La seconde moitié du XXe siècle

Le malade, le personnel et les étudiants sont des personnes. Humanisation. Naissances désirées. Vivre longtemps. Concurrence. Remplacer les organes. Des molécules performantes. Médecine prédictive. La génétique. L'électronique et les ordinateurs. Les urgences. Experts, sages et médiateurs. Commissions, comités et agences. Stratégie, planification et méthodes. Accréditation. Evaluation. Enveloppes financières. Fonction "cadre". La planète "professions de santé" en qualification initiale et continue

- 1950 - Toutes les dépenses de l'AP à Paris sous contrôle DU MINISTÈRE DES FINANCES.

Devant la poussée des dépenses principalement due aux créations d'emplois, à la pharmacie et aux examens cliniques, l'Etat renforce le système de contrôle de la légitimité et de l'opportunité de toutes les dépenses. Mise en place à l'AP à Paris d'un contrôleur des dépenses engagées, fonctionnaire du ministère des Finances vérifiant l'orthodoxie administrative et comptable des pièces de dépenses avant paiement. L'objectif est de surveiller l'équilibre budgétaire d'un grand service public dont les coûts en extension pèsent sur les charges sociales et fiscales de la population. Ainsi que le respect des règles relatives aux procédures d'achats et celles de la comptabilité publique.

- 1950 - Rogers, Piaget, Freinet, etc... PÉDAGOGIE TRADITIONNELLE ET NOUVELLE.

L'enseignement paramédical prend appui sur le stage, mise en situation préparée, encadrée et évaluée par les praticiens-enseignants des services en collaboration avec les enseignants des écoles. S'y ajoutent en très positif le suivi individuel des élèves et le travail en petits groupes animé par les monitrices ; cette acquisition des savoirs ne relève pas uniquement de la pédagogie classique professorale du cours, du manuel et du "bachotage". Le ministère tient en mains les épreuves des DE qu'il contrôle principalement sur le médico-technique à la base de la sécurité des soins. Les équipes enseignantes ne sont pas restées à l'écart de la réflexion pédagogique ; la matière entre dans les sciences de l'Homme lesquelles sont à la base de leur métier ; l'infirmière doit savoir, comme le médecin, comment s'acquiert la connaissance chez l'enfant (épistémologie), comment elle progresse, quels obstacles elle peut rencontrer chez l'adulte. Les enseignantes suivent les recherches pédagogiques, celles notamment de Piaget (1896-1980) psychologue suisse ou celles de l'école de Célestin Freinet (1896-1966) en France. Les travaux dirigés et les strates hiérarchiques, professorales et sociales, semblent incompatibles avec les thèses du psychopédagogue américain Rogers (1902-1987) sur le non directivisme responsabilisant. Les monitrices sont à l'écoute des élèves.

- 1950 - Recrutement de psychologues. LE COMPORTEMENT HUMAIN.

Modestement, les sciences humaines entrent dans quelques services d'enfants et de neuro-psychiatrie. Après avoir abrité l'Ecole des aliénistes puis des psychiatres de la Salpêtrière et de Bicêtre, l'AP à Paris s'ouvre à la psychologie sociale et thérapeutique. La personne numéro de lit, le "bon pour" accroché à la carte de pointage du personnel pour lui notifier un changement de poste de travail, le malade tutoyé, la visite médicale à la vue de tous, l'élève infirmière bouche-trou, commencent pour les médecins et le personnel à faire questionnement. Est-ce là un comportement psychologiquement humain ? L'AP à Paris recrute, sur proposition de chefs de services, des psychologues ayant seulement un statut de vacataires payés sur des crédits horaires. La profession de psychologue et le titre ne seront réglementés qu'en 1985. La dimension humaine et relationnelle instrumentalisée par la réflexion psychanalytique entre lentement dans l'hôpital, notamment par le biais de la pédagogie, elle conduit les enseignantes à s'interroger sur la relation enseignante-enseigné. Les monitrices observent tout ce qui à l'AP à Paris s'expérimente, s'innove, en matière sociologique comme en soins techniques.

- 1950 - Hémobiologie et anesthésiologie. URGENCES FORMATRICES ET BESOIN DE SANG, ACCIDENTS.

Création à l'AP à Paris de corps de médecins assistants d'hémobiologie et d'assistants d'anesthésiologie, techniques assurées par des externes avant 1938 puis par des aides d'anesthésie et des transfuseurs. Organisation par secteurs hospitaliers d'un service de garde d'anesthésie réanimation prise par les étudiants en médecine se spécialisant. Création de Centres d'urgences de type Marmottan, disposant d'équipes chirurgicales "résidentes". La loi du 21 juillet 1952, organise en France la transfusion sanguine. A Paris, au lendemain de la Grande guerre, Madame Deutsch de la Meurthe a fondé un Centre national de la transfusion sanguine implanté à l'hôpital Saint-Antoine et fonctionnant avec des médecins et du personnel AP à Paris. Ce statut d'établissement de droit privé va marquer l'avenir "juridique" et l'indépendance de la transfusion sanguine en France. En 1952, est créée au plan national une commission consultative de la transfusion sanguine. Le statut des centres agréés (163 en France) est défini par le ministre de la santé. Les médecins sont hémobiologistes, corps distinct des hématologistes, spécialistes du traitement des maladies d'origine sanguine. Responsables des centres (ex banques de sang), les hémobiologistes, spécialistes des transfusions, sont à l'AP à Paris soumis au statut hospitalier et rémunérés sur les masses d'honoraires de l'assurance maladie. En 1985, le risque et les accidents transfusionnels se multiplient en raison du développement des thérapies issues du sang dont les biologistes découvrent qu'il peut être contaminé par les virus du SIDA. La responsabilité du service public et non plus seulement celle des centres (insolvables ou mal "assurés"), sera reconnue. D'où les questions : la sécurité médicale est-elle suffisamment surveillée ? Où commence et où finit l'autonomie personnelle du médecin : doit-il respecter les données de la science même acquises récemment ou les textes du droit ? Sur quoi s'appuie la décision médicale : l'argent, la compétence scientifique, les écrits juridiques, la formation ? A la fin du siècle, les procès du sang contaminé seront un grand moment de réflexion sur les mécanismes structurels "éclatés" ou "centralisés", l'efficacité des contrôles, la prise en compte des vérités venues de l'étranger.

- 1950 - Trente chaires cliniques hospitalières. ET DES ÉTUDIANTS DANS TOUS LES SERVICES.

Avec la spécialisation, le nombre des services chaires universitaires de terrain n'a cessé de progresser à l'AP à Paris. Trente médecins, chirurgiens et spécialistes chefs de service sont professeurs titulaires d'une chaire d'enseignement clinique de la Faculté de médecine associée à un service hospitalier. Ils sont secondés par soixante agrégés, membres du bureau central, des chefs de cliniques et de laboratoire. Les professeurs titulaires de chaires en sciences fondamentales (biologie, radiologie) ne sont pas obligatoirement médecins hospitaliers. Mais il y a en fait des étudiants en médecine stagiaires et des médecins préparant une spécialisation dans tous les services médicaux qu'ils soient, officiellement ou non, chaires professorales de la Faculté.

- 1951- Spécialisation et semi-spécialisation. NOUVEAUX SAVOIRS, NOUVELLE ORGANISATION MÉDICALE.

La spécialisation est née de l'hôpital en particulier à l'AP à Paris en raison de sa taille. Elle a depuis cent cinquante ans commencé à regrouper dans le même établissement ou les mêmes salles, les malades selon leur âge et les pathologies dont ils souffrent. En 1950, tous les médecins des hôpitaux de Paris sont toujours recrutés par un unique concours, même chose pour la chirurgie (générale ou orthopédique, adultes et enfants). Les services ne recevant que des malades de leur discipline sont, en médecine, ceux de : pédiatrie, dermato-vénéréologie, phtisiologie, psychiatrie et en chirurgie ceux de : chirurgie infantile, orthopédie, urologie, chirurgie pulmonaire. Par contre, la majorité des services de médecine et de chirurgie sont maintenant semi-spécialisés, les chefs de service toujours présents seulement le matin partagent leur activité entre leur spécialité et la médecine ou la chirurgie générale. Il n'y a pas de spécialisation en santé publique et gérontologie. L'AP à Paris devient par ses consultations un grand distributeur des soins spécialisés attendus de la population. Les pouvoirs publics commencent à se demander dans quelle mesure les dépenses en hausse de l'assurance maladie ne sont pas imputables à la liberté de prescription, fondement éthique des professions de santé, à la rémunération à l'acte et à la spécialisation conduisant, en raison de leurs études plus longues, les médecins spécialistes en haut de l'échelle économique des revenus, dite échelle sociale ?

- 1951 - La Croix Rouge. PREMIÈRE ÉCOLE DE CADRES INFIRMIERS.

La multiplication des équipes de travail et la nécessité de coordonner leurs relations, les circuits au sein de l'hôpital, sont à l'origine du développement des fonctions d'encadrement désignées sous le nom de "fonctions cadres" et des écoles du même nom. La première initiative d'ouvrir une école de cadres revient à Paris à la Croix Rouge française. Son école admet parmi ses élèves surveillantes et monitrices des infirmières de l'AP à Paris. Aux premières diplômées "monitrices" est confiée la direction administrative et pédagogique des écoles d'infirmières. En 1954 est ouverte une "école catholique" de cadres infirmiers. En 1958, le ministère de la santé crée, en remplacement des diplômes supérieurs institués en 1938, deux certificats cadres infirmiers : surveillante et monitrice, obtenus après un an d'études dans des écoles agréées. Les programmes s'efforcent de répondre à des besoins professionnels : savoir animer une équipe de travail, savoir former en situation et pour les deux certificats : actualisation des connaissances médico-techniques.

- 1952 - Le Comité Français d'éducation pour la santé. INFORMER LE PUBLIC, DÉPISTER.

Les antibiotiques et les vaccinations ont fait reculer les maladies infectieuses. De grands fléaux sociaux sont toujours présents : alcoolisme, tabagisme, cancer, vénéréologie, tuberculose, poliomyélite. L'éducation pour la santé comme moyen de réduire la maladie (et indirectement ses coûts) se développe dans la réglementation du Code de la santé. Création de l'association (loi 1901) : Comité français d'éducation pour la santé coordonnant l'information du public. La même année est institué par le ministère de l'Education nationale un Brevet de technicien supérieur (BTS) en diététique à large mission éducative. En 1955, est définie et organisée la lutte contre l'alcoolisme et contre les radio-éléments artificiels. Des centres de phtisiologie sont ouverts dans tous les hôpitaux chefs-lieux de département. Le dépistage de la tuberculose chez le personnel des hôpitaux est rendu obligatoire, les étudiants en médecine et les élèves infirmières présentant des réactions tuberculiniques négatives sont soumis à la vaccination par le BCG. En 1959, l'emploi des radiations ionisantes est réglementé.

- 1953 - Association loi 1901. COLLÈGE DE MEDECINE.

Création du Collège de médecine des hôpitaux de Paris selon la réglementation de la loi 1901 sur les associations. Pour le recueil et la diffusion de l'innovation médicale, les professeurs du Collège organisent des conférences de perfectionnement. En 1958, sous son égide, l'AP à Paris, qui commence à penser "Europe" et "Monde" crée pour faciliter les échanges internationaux entre jeunes médecins, des postes de "résidents" venus de tous les pays. Les chefs de service peuvent leur confier des fonctions d'interne pendant une année. Dans le secteur de la recherche est créée l'Association Claude Bernard pour le développement de la recherche médicale, subventionnée par le conseil municipal et le conseil général. Dès 1962, elle dispose de 13 centres de recherche fonctionnant dans les services de l'AP à Paris.

- 1955 - Plein temps médical. EXPÉRIMENTÉ À L'AP À PARIS.

L'activité médicale des hôpitaux publics est concentrée sur trois heures de la matinée, les chefs de service, assistants et attachés sont alors présents. Ce qui leur permet difficilement de faire face à leurs trois responsabilités, soins, enseignement et recherche. Annoncé à l'AP à Paris dès la Libération, sous le nom de "full time", parmi les grandes réformes devant améliorer le fonctionnement des hôpitaux, deux formules sont expérimentées : dans cinq services les membres du corps médical assurent leurs "fonctions à temps plein" ; dans cinq autres, ils sont présents l'après-midi par roulement, font fonctionner le "service à temps plein".

- 1956 - Certificat d'aide-soignant. DÉBUT DES FONCTIONS D'AIDE.

Institution au niveau national du diplôme et organisation de la formation en un an d'une nouvelle fonction paramédicale, celle d'aide de la soignant(e) pour les soins de nursing et d'hygiène. Enseignement mis en place dans tous les hôpitaux de l'AP à Paris avec le concours d'infirmières formatrices et coordonné, au plan pédagogique notamment, par deux monitrices d'école d'infirmières. S'ouvre une voie de promotion professionnelle et comme toujours, sociale, réservée aux agents hospitaliers. Puis sont créées des formations d'aides paramédicaux spécialisés : en1960, le ministère de la santé crée le certificat d'aptitude d'aide dermatologiste et les certificats d'aptitude aux fonctions d'aide médico-psychologique, d'aide de radiologie et de laboratoire. En 1970, création d'un certificat d'auxiliaire de puériculture. Formations non organisées à l'AP à Paris qui concentre son activité de formateur sur les professions répondant à ses difficultés de recrutement de personnel qualifié.

-1958 - Dossiers, rapports sur tous problèmes. EXPERTS.

Les gouvernements ont en face d'eux les puissants syndicats médicaux et ceux non moins puissants des professions de santé et du travail social avec lesquels ils doivent négocier. En fusible à l'efficace pression syndicale, il leur faut renvoyer à des experts et à des structures consultatives nationales et locales représentatives, la préparation des décisions par le dialogue : pour être mieux informés, ils doivent connaître en permanence le pouls et les principaux problèmes des professionnels. A côté des traditionnelles "inspections", création, notamment, de deux Conseils supérieurs (des Hôpitaux et de la Fonction publique hospitalière) et du Comité économique et social ayant pour rôle de conseiller avec l'Académie de médecine, les ministres, de suggérer les adaptations de moyens, celles des programmes de formation dans les écoles paramédicales et des réglementations, réformes rendues nécessaires par les progrès des technologies et des thérapeutiques ainsi que par ceux des sciences humaines. Commissions, comités et conseils auxquels participent de nombreux membres du corps médical des Hôpitaux de Paris.

- 1958 - Rien ne va à l'hôpital public. LES MALADES MIEUX ACCUEILLIS EN CLINIQUE. NOTION DE CLIENTÈLE.

L'équipement hospitalier public de la capitale a été à peine amélioré depuis 1939. Il est, l'hiver, insuffisant en nombre de lits et très médiocre en qualité ; toute l'hospitalisation se fait encore en salle commune, même dans les hôpitaux modernes créés en 1935 et 36. Les portes s'ouvrent aux visites des familles à 13 heures et se ferment ostensiblement à 15. Le port de la chemise d'hôpital est obligatoire. Les repas sont servis à la roulante, froids en fin de parcours. Les baignoires sont rares. L'inscription aux consultations est fermée à 8 heures, les patients patientent jusqu'à midi pour être examinés. Les malades attendent dans leur lit parfois des semaines un examen radiologique, la radio étant "encombrée". Les examens de laboratoires ne sont pas toujours crédibles, des médecins les font refaire systématiquement ; pour certains examens, en raison de l'insuffisance de l'équipement, les services font appel à des laboratoires privés. Les urgences font toujours l'objet de sévères critiques portant sur les délais d'attente et quelquefois, ce qui est heureusement rare, sur des erreurs de diagnostic de l'interne qui n'a pas cru devoir appeler le chirurgien de garde ou de l'aide-soignante qui s'est trompée de flacon de sang sans vérification du médecin. L'ordonnance du 11 décembre établit les premières mesures de coordination entre-eux des établissements de soin comportant hospitalisation. En 1958, est publiée la première circulaire nationale sur l'humanisation des hôpitaux publics. Le secteur privé des cliniques est de loin plus accueillant. Le fait que l'hôpital public ne soit pas fait pour gagner de l'argent ne signifie pas qu'il soigne mieux et à meilleur prix que le secteur privé qui lui doit rentabiliser les capitaux investis en en gagnant : la question de la rentabilité du secteur hospitalier public ne se pose pas.

- 1958 - Médecins hospitalo-universitaires. TEMPS PLEIN. LE CHU.

La France manque de spécialistes et de biologistes. Pour les former il faut davantage de professeurs. La recherche fondamentale, la recherche appliquée sont embryonnaires. Les hôpitaux sont gravement sous-équipés y compris en moyens techniques, notamment en laboratoires et en matériel radiologique. Les chefs de service et professeurs dispersent leur activité entre l'hôpital le matin et la clientèle l'après-midi. L'idée de créer le "médecin plein temps" et l'hôpital "toutes classes" est née au lendemain de la

Libération. L'ancestral statut "libéral" des médecins hospitaliers dispersant leur journée entre leur service le matin et leur cabinet l'après-midi ne leur permet plus de tout bien faire. Se propose d'y mettre fin, l'ordonnance du 30 décembre ; Robert Debré (1882-1978), professeur de clinique pédiatrique aux Enfants malades à Paris tient un rôle important dans la réforme. Parmi les professeurs patrons de nombreux élèves, d'une grande école, il est l'un des plus connus ; il a participé pendant l'Occupation à la création du Comité médical de la résistance (CMR) ; son fils Michel Debré est garde des Sceaux. Il est la principale force d'influence interne sur les milieux médicaux, politiques et administratifs du ministère de la santé publique ; le docteur Leclainche, directeur général de l'AP à Paris est l'un de ses anciens élèves. Il rédige avec des fonctionnaires des ministères de l'Education et de la Santé la grande réforme hospitalo-universitaire qui porte son nom. Elle officialise le spécialiste exerçant à plein temps, légalise le mariage université-hôpital vieux à Paris de 150 ans et étend à tous les services la charge de l'enseignement. De son côté, le fondamental, la recherche, rejoint l'appliqué. La réforme concerne tous les hôpitaux situés dans les villes de facultés de médecine. Est créé un corps national de professeurs-chefs de service recrutés par discipline spécialisée. A Paris, le Centre hospitalier universitaire (CHU) se compose des 11 unités d'enseignement et de recherche (UER) de l'Université.

-1958 - La réforme ne lèse personne. MESURES GÉNÉRALES D'INTÉGRATION.

Une réforme non attractive pour le personnel peut-elle être réussie ? Les hôpitaux comme les universités conservent leur statut juridique, leur budget, etc... Les médecins hospitalo-universitaires ont le droit limité de faire de la clientèle privée dans leur service, se créent des "secteurs privés". Tous les hospitaliers et tous les universitaires en fonction qui optent pour le nouveau statut sont intégrés dans les corps et titres à double appartenance. Ceux qui désirent rester dans le régime ancien y sont maintenus. Les chefs de clinique deviennent assistants hospitaliers. La réforme atteint en dix ans ses objectifs. Les services non spécialisés de médecine interne restent peu nombreux. Le nombre des services de biologie est multiplié par 10. L'anesthésie devient indépendante de la chirurgie. Les effectifs médicaux de l'AP à Paris sont multipliés par 2,4, atteignant 10 000 emplois, 85% des chefs de service et non chefs de service (ex Bureau central) exercent à temps plein. De plus, des conventions ont été passées avec de nombreux établissements publics et privés à but non lucratif, non AP-HP (42 en 1996), pour l'accueil d'étudiants du deuxième cycles et l'attribution des postes médicaux à des membres du corps hospitalo-universitaire.

- 1958 - Présence des médecins l'après-midi. LES DYSFONCTIONNEMENTS RESTENT.

Organiser les dortoirs est extrêmement complexe : ils fonctionnent 24 heures sur 24 et 365 jours par an, les malades se succèdent, de nombreux médecins prescrivent. Les surveillantes font face le mieux possible aux évènements. L'accroissement de la démographie médicale permet une amélioration de la qualité individuelle du soin dans les services et consultations mais ne règle pas les problèmes aigus d'organisation des urgences, du manque de laboratoires, les relations entre les services, les circuits administratifs et médicaux, le déficit d'humain ainsi que la grave pénurie d'infirmières et de personnel qualifié. Les incidences financières à échéance n'ont pas été évaluées à un moment où l'avenir économique du pays semble aller vers une grande prospérité à répercussion sociale. La réforme n'est pas un coup de baguette magique changeant l'hôpital de siècle, la majeure partie des dysfonctionnements subsiste. Elle est valorisante pour les médecins n'ayant jusque-là que l'appartenance hospitalière ou l'appartenance universitaire, les mesures transitoires d'intégration leur permettent d'obtenir le titre et la fonction soit hospitalière soit universitaire qui leur manquait.

- 1958 - Développement du secteur social. LIAISON ET ORGANISATION.

Aider le plus possible les personnes en difficulté, les plus démunies, par le conseil social, est un devoir de société. Pour être efficaces, les moyens d'action doivent être organisés. Décret protégeant le titre d'assistant de service social. En1959, sont institués des comités régionaux et départementaux de liaison et de coordination des services sociaux, réglementation départementale. Création également de Comités départementaux de protection de l'enfance. En 1966, sont définies les conditions d'exercice de la profession d'assistant et d'auxiliaire de service social.

- 1960 - La grande Sécurité sociale. MUTUELLES ET MÉDECINS CONTROLEURS.

La protection financière du risque social par l'assurance obligatoire doit bénéficier à toute la population. Le système d'assurance solidaire par des Caisses de statut privé sous le contrôle de l'Etat est étendu à toutes les catégories professionnelles, artisans, libéraux, étudiants, etc... Ce n'est plus la notion de difficulté pour payer ses soins, d'assistance, qui est en cause mais celle d'assurance de risques, principe de toutes les assurances. Le risque maladie est couvert par des cotisations variables en fonction des revenus professionnels et par des remboursements identiques. Ce qui favorise le travail au noir pour payer le moins possible de cotisations. Les charges salariales sont comprises dans les prix de vente de tous les produits et services. Les taux des cotisations sociales vont passer à 35 % des revenus dont 17 % au titre de la santé. Tous les prix du commerce montent d'autant. D'où le renforcement dans les Caisses du contrôle médical et le maintien du ticket modérateur, le remboursement peut toujours être assuré, mutualisé par les assurances "complémentaires" facultatives. L'accroissement des dépenses "sociales" va mettre en péril le généreux système d'assurance "à la Française" sans pour autant que les assurés soient mieux soignés que des voisins européens moins prélevés en cotisations.

- 1960 - A l'AP à Paris, début des ordinateurs géants. LOGISTIQUE.

Des ordinateurs, calculateurs, banques de données, géants centraux, sont achetés par l'AP à Paris. De nouveaux emplois sont créés : perforatrice, programmeur, ingénieur informaticien. Les états manuels et mécanographiques les plus usuels sont remplacés par des documents informatisés, des listings. Sont confectionnés notamment par informatique les documents de présence des malades, de paiement du personnel, de mise en recouvrement des frais de séjour sur les Caisses, voire les résultats des concours. Les ordinateurs en ambiance climatisée produisent également des statistiques exploitables en gestion prévisionnelle sous réserve de marges de prudence. Début de l'informatique médicale qui secrète ses médecins spécialistes. Dans vingt ans la micro-informatique rendra obsolète les grands ordinateurs et accompagnera la déconcentration vers les établissements de nombreuses tâches de gestion intégrée. Centralisante un jour, la technique devient déconcentrante le lendemain. Captant les vibrations puis les radiations dans leur environnement logiciel, les communiquant, les traitant, les archivant, la physique électronique bouleversera toutes les technologies d'exploration médicale clinique (accélérateur de particules, scanner, etc...), de recherche de toute nature et rendra obsolète de nombreuses pratiques gestionnaires.

- 1960 - Economie financière analytique. BUREAUX DU PRIX DE REVIENT.

Comment réfléchir au coût de l'hôpital ? Début des études de rationalisation et non de rationnement des coûts. Les nombreuses circulaires du directeur général recommandant des économies sont-elles restées sans effet pratique ? Ou les tâches dans tous les secteurs d'activité se sont-elles multipliées ? Création dans chaque établissement de l'AP à Paris d'une cellule administrative de comptabilité analytique, contrôle de gestion, le bureau des prix de revient. L'hôpital entre dans l'ère de l'analyse, alors sans le secours de l'informatique, de toutes ses activités afin de mettre en évidence, notamment, des surcharges pondérales d'effectifs de personnel. Etablissement de normes de référence en fonction de critères d'activités techniques mesurables en temps et relationnelles plus difficilement chronométrables. Faisant apparaître la sous-dotation des établissements encore peu médicalisés pour personnes âgées lesquelles demeurent en majorité des marginaux économiques y compris en matière de soins médicaux, la gérontologie ne va que lentement entrer en médecine.

- 1960 - Directeurs d'hôpitaux publics formés. CRÉATION DE L'ÉCOLE NATIONALE DE LA SANTÉ PUBLIQUE (ENSP).

Depuis 1947, le ministère de la santé organise des cours de perfectionnement des cadres de santé publique, dont les directeurs d'hôpitaux. En 1961, ouverture à Rennes d'une Ecole nationale de la santé publique (ENSP). Elle assure la formation au management des gestionnaires de fonds sociaux et d'activités de santé publique, directeurs d'hôpitaux en particulier. Leur cadre est nationalisé pour les recrutements, promotions et affectations. Formation initiale en deux ans dont une d'assistanat de terrain. Objectif pédagogique : faire entrer dans les méthodes de travail des directeurs les concepts de gestion moderne. Améliorer le service dans ses points faibles tout en serrant les coûts. Tous les personnels hospitaliers peuvent passer le concours d'entrée réservé aux agents de la fonction publique. L'AP à Paris ouvre des cours préparatoires. Comme toutes les écoles préparant à la maîtrise des savoirs professionnels, l'ENSP va devenir un grand centre de formation continue. Des mesures transitoires accompagnent la mise en place du nouveau statut, elles permettent la promotion "au choix". Les listages nationaux "au mérite" sont peu transparents mais observent la réglementation. Il y a désormais deux groupes de directeurs d'hôpitaux selon qu'ils sont ou non ancien élève de l'Ecole de Rennes. Est-ce la création de l'Ecole qui a entraîné un accroissement considérable des effectifs des cadres administratifs ? La même question pourra se poser à partir de l'ouverture de l'Ecole de cadres infirmiers ? L'accroissement des capacités à faire n'aurait-il pas dû avoir l'effet inverse ?

- 1960 - Marché du travail sans candidatures. TRAVAIL DE NUIT FACTEUR DE DÉMISSIONS.

Le marché du travail hospitalier où se côtoient la maladie et la mort n'est pas compétitif dans la situation de plein emploi que connaît la France. Les horaires de nuit, du dimanche, les salaires sont peu incitatifs. Les candidats appartiennent aux générations "creuses" de l'avant-guerre et de la guerre. Pour faire face à l'accroissement de son activité, l'AP à Paris crée sur la demande des chefs de service environ 2 500 emplois par an. Elle ne peut les pourvoir que partiellement. La situation la plus dramatique est celle des soignants et techniciens paramédicaux. La pénurie existe également pour le recrutement de cuisiniers, de sténo-dactylographes et du personnel de service. Les difficultés de l'AP à Paris sont aggravées par les démissions. Beaucoup de jeunes filles venues de province faire leurs études à Paris faute d'école proche repartent une fois leur diplôme obtenu. Ce qui manque le plus ce n'est ni l'argent ni les locaux ni les élèves mais les formateurs. Et l'esprit d'initiative ?

- 1960 - L'outil "écoles" squelettique. PÉNURIE D'INFIRMIÈRES.

Le nombre des infirmières exerçant en France tant dans les hôpitaux publics et privés qu'en soins de ville est alors de 45 000 y compris les surveillantes et spécialisées. Le déficit est évalué à plus de 100 000. Les 170 écoles forment 6 000 diplômées par an dont 650 issues des écoles de l'AP à Paris. La légitimité professionnelle des infirmières est toujours en pratique celle d'auxiliaire du médecin. La situation des effectifs de l'AP à Paris est, grâce à ses écoles, l'une des moins mauvaises en France, ce qui est peu dire. L'administration hospitalière parisienne a fait un premier effort pour développer l'outil formation. Des écoles de recrutement extérieur comme celle de la Salpêtrière dite des "Bleues" ont été ouvertes à l'Hôtel Dieu (1953), Cochin (1954), Lariboisière (1958) et des écoles de recrutement intérieur "municipales" créées à Necker et Saint-Antoine (1947), à Tenon (1958) et à la Pitié (1960). Rattaché à l'AP à Paris en 1954, l'hôpital Rothschild fait fonctionner une école d'infirmières.

- 1960 - Aides-anesthésistes et techniciens. SPÉCIALISATION PARAMÉDICALE.

Le développement de l'anesthésie et le besoin d'infirmières et sages-femmes formées à cette discipline entraîne la création nationale d'un certificat d'aptitude aux fonctions d'aide-anesthésiste. Enseignement assuré à Paris par le professeur titulaire à la Faculté de médecine de la chaire d'anesthésie-réanimation qui vient d'être créée. En 1973, l'Université cessera d'assurer cet enseignement, une école est ouverte par l'AP à Paris. Les besoins des services médico-techniques (radiologie, laboratoire, rééducation) et du service social ont entraîné à l'AP à Paris, nous l'avons vu, l'extension des effectifs d'infirmières spécialisées formées dans ses écoles de spécialisation ouvertes aux seules infirmières. Pour réduire cette hémorragie de soignantes due à la spécialisation, l'AP à Paris ouvre à partir de 1961 des écoles de laboratoire, radiologie, kinésithérapie et service social aux étudiants titulaires du baccalauréat ou sélectionnés sur concours. Ils sont formés en 2 ans au lieu d'une année pour les infirmières. Leur régime de scolarité est le même que celui des élèves infirmières de recrutement extérieur (bourse d'études, engagement de travailler pendant au moins 5 ans dans les hôpitaux de Paris). La spécialisation d'infirmières dans ces quatre disciplines est supprimée en 1969, les élèves "techniciens" sont recrutés uniquement parmi les bacheliers et les candidats réussissant les concours de sélection .

- 1961 - Premier perfectionnement des cadres. ÉTUDE DES MÉTHODES PÉDAGOGIQUES.

Est-il surprenant que les premiers perfectionnements organisés par l'AP à Paris sur le temps de travail aient pour thème : la réflexion pédagogique ? Le premier séminaire de perfectionnement est ouvert aux cadres soignants. Il porte sur le rôle pédagogique des surveillantes et des infirmières faisant fonction de directrices et monitrices dans les écoles. Elles suivent les cycles du Centre international des études pédagogiques de Sèvres (92). Remarque des surveillantes : l'idéal appris n'est pas transposable dans les situations de travail à l'hôpital. Il est irréaliste, se heurte à la routine. Solution : mettre tout le personnel sur la même longueur d'onde : savoir apprendre pour savoir travailler, valoriser la place des paramédicaux dans le soin et dans l'hôpital. Message entendu, l'effort prioritaire va porter sur le grand "remue-méninges" qu'est la formation continue. En s'efforçant, tradition séculaire AP oblige, de la réaliser au moindre coût. Les surveillantes notent en très positif le temps passé hors de leur service qui leur a permis de réfléchir et d'échanger des idées. Un dialogue non imposé qui fait réfléchir.

- 1961 - Formation de la soignante. SAVOIR ET SAVOIR ÊTRE.

Progressivement le gouvernement va définir toutes les professions dites d'auxiliaires médicaux et traduire les savoirs indispensables dans les programmes des études notamment en écoles d'infirmières. Toiletté en 1954, le programme national intègre la connaissance plus complète de l'homme sain. A côté des savoirs techniques et gestuels se développe une réflexion sur l'attitude comportementale dans la relation et l'environnement professionnel. Evolution du concept infirmier : soins préventifs, curatifs et de bien-être. Au delà des programmes, les enseignantes continuent à s'interroger : quel savoir utile transmettre et comment ? Faut-il attendre la réponse à ces question des autorités "ministérielles" ou la devancer au sein de chaque équipe enseignante ? Les seules connaissances médico-techniques ne suffisent plus mais qui s'en aperçoit ? C'est en fait chaque équipe qui est créatrice et non le règlement. La complexité des tâches paramédicales ne permet plus de les enseigner sans méthode.

- 1961 - L'AP à Paris. À LA VEILLE DE SON "ÉCLATEMENT".

L'AP à Paris est à cette date responsable de 86 hôpitaux, hospices et maisons de retraite totalisant 48 000 lits et ouverts "à toute personne dont l'état requiert leurs services." Elle a créé en 1959 un service d'hospitalisation à domicile (HAD), pionnière dans ce domaine. Elle fait toujours fonctionner les 20 bureaux d'aide sociale des arrondissements de Paris assurant les aides obligatoires et facultatives ainsi que l'accueil dans des foyers et restaurants. Les malades peuvent au titre de l'AMG faire venir un médecin à leur domicile ou se rendre dans les consultations générales et spéciales de 28 dispensaires ; au besoin une infirmière "visiteuse" se rend à leur domicile. Un effort considérable a permis la création de centres de PMI, gouttes de lait, crèches, garderies, haltes garderies, centres de préparation à l'accouchement, centres de prématurés, lactarium, pouponnières, centres de recherches et de lutte contre la stérilité.

- 1961 - Hôtellerie. LES SERVICES ET MAGASINS GÉNÉRAUX.

L'édifice public AP à Paris emploie maintenant 46 300 agents dont 5 800 médecins. Les cuisiniers ont préparé en 1961, 40 millions de repas en utilisant les livraisons des "Magasins généraux" notamment 22 000 hectolitres de vin, 12 775 tonnes de fruits et légumes frais, la viande provenant de l'abattage de 40 000 bêtes, 415 tonnes de volailles, 980 tonnes de poissons, plus de 3 millions de pâtisseries et 5 millions de pains longs. L'approvisionnement de chaque établissement est assuré par les magasins généraux dont certains sont dotés de moyens de fabrication, notamment une pharmacie, une boulangerie, une boucherie, un atelier de couture, un garage central et des ateliers centraux. Cette diversité économique et gestionnaire ouvre au personnel de grandes possibilités internes de mutation, notamment aux directeurs.

- 1961 - Fin du rôle d'assistance-bienfaisance-charité. ACTIVITÉ CENTRÉE SUR LE SOIN.

Le social passe au département et à la commune, quitte l'AP à Paris. Ses missions jusque-là (réglementation de 1801 et loi de 1849) reposaient principalement sur une logique politique : éviter les révolutions, voire les coups d'Etat (Commune de Paris de 1870) en limitant les pouvoirs des élus parisiens et en assistant les pauvres y compris médicalement. La situation a beaucoup évolué. D'un côté, les lois d'assistance de la IIIème république et la Sécurité sociale ont diminué le risque d'explosion sociale, il n'y a pratiquement plus de chômage. Sur le plan médical, la spécialisation médicale rend nécessaire une extension et une meilleure coordination des moyens médicaux hospitaliers et une plus rigoureuse et méthodologique gestion administrative d'adaptation au changement médical, social et gestionnaire. Enfin, le financement principalement par les Caisses de sécurité sociale a permis de réduire la part du Conseil municipal. L'AP à Paris est promue Centre hospitalier régional s'ajoutant à sa mission hospitalo-universitaire. En 1961, elle perd la gestion millénaire de l'Assistance à l'enfance, le directeur général n'est plus tuteur des enfants assistés du département de la Seine (décret du 5 décembre). Rôle dévolu au Préfet. En 1962, l'administration de la PMI du département de la Seine est transférée à la Ville et au Département. En 1964, la loi du 10 juillet confie à la Ville la responsabilité de l'aide sociale à domicile, les Bureaux d'aide sociale d'arrondissement ne font plus partie de l'AP à Paris. En 1973, 12 maisons de retraites représentant 2 600 lits sont transférées au Bureau d'Aide Sociale de Paris. L'AP est en principal un établissement de soins mais la relation entre la misère et la maladie ne disparaît pas pour autant.

- 1961 - Démocratisation. UN CONSEIL DÉLIBÉRANT, DES COMMISSIONS ET COMITÉS CONSULTATIFS.

Le décret du 22 juillet remplace le Conseil de surveillance de l'AP à Paris par un Conseil d'administration (CA), délibérant cette fois, toujours présidé par le préfet de la Seine et composé de représentants du corps médical, du conseil municipal de Paris, des conseils généraux des départements et du Conseil régional de l'Ile-de-France ainsi que, pour la première fois, de 4 représentants des organisations syndicales. Suivent des réformes internes, l'état major administratif central est renforcé, des sous-directions sont promues directions, le directeur général s'entoure d'un cabinet de conseillers techniques "super-gestionnaires" en majorité formés par l'Ecole nationale d'administration (ENA), coulissiers en mobilité de promotion administrative ou politique. Ils contrôlent toutes les questions générales, les projets, les relations avec la presse. De leur côté les médecins entrent dans les structures de gestion au titre de présidents ou présidentiables, vice-présidents et membres de commissions et comités. Est créée une Commission médicale consultative centrale élue. Chaque établissement est doté d'une commission de surveillance consultative. Réforme consacrant une évolution signée : médicalisation, concertation, déconcentration, développement des unités de soin mais les organigrammes et les circuits décisionnels deviennent de plus en plus difficiles à comprendre.

- 1961 - Réduire la morbidité par le dépistage. POUSSÉE DE L'ÉDUCATION POUR LA SANTÉ.

Après la mise en place à l'AP du dispositif PMI, la prévention et l'éducation pour la santé deviennent une option de la politique de santé des gouvernements amorcée au cours des années 1940. Réorganisation du Conseil supérieur d'hygiène publique de France. En 1962, création de Comités départementaux d'éducation sanitaire et sociale. En 1964, départementalisation de la lutte contre le cancer ; ouverture de centres de traitement hospitaliers. Création par les caisses départementales d'Assurance maladie de centres polyvalents de prévention, de bilan de santé, de diagnostic et de soins. La spécificité santé publique et prévention est également à l'AP à Paris assurée par l'extension des consultations de dépistages notamment des cancers. D'où de nouveaux savoirs.

- 1961 - Les actes de laboratoires sous condition de diplôme. N'EST PAS QUALIFIÉ QUI CROIT L'ÊTRE.

Après les isotopes radioactifs, la biologie cellulaire entre en médecine. Les biologistes, le britannique Crick et l'américain Watson expliquent les structures de l'ADN (acide désoxyribonucléique), ouvrant la voie à des modes de dépistage et à des thérapeutiques spécifiques. Un arrêté ministériel fixe la liste des actes médicaux ne pouvant être pratiqués que par des médecins ainsi que ceux pouvant l'être par des auxiliaires médicaux et directeurs de laboratoire. A partir de 1980, une attestation de capacité est requise des personnes non médecins habilitées à effectuer certains prélèvements en vue d'analyses de biologie médicale. Les adaptations architecturales utiles à l'entrée des technologies modernes se font au mieux, souvent en squattérisant des locaux inadaptés vacants. Le patrimoine architectural de l'AP à Paris victime de la vétusté si ce n'est des bombardements a peu évolué depuis trente ans. Se créent en ville de nombreux laboratoires d'analyse médicale.

- 1962 - Douze mille stagiaires. UN POUR QUATRE MALADES.

En 1962, plus de 6 700 étudiants en médecine sont en formation dans les services médicaux de l'AP à Paris et 2 000 docteurs en médecine préparent l'obtention d'un certificat de spécialité. Les écoles paramédicales forment de leur côté 1 000 élèves infirmières et 700 techniciens et travailleurs sociaux. Et les hôpitaux accueillent 500 stagiaires d'écoles paramédicales non AP. Soit un stagiaire pour quatre malades hospitalisés. Les pratiques de soin et de séjour, les méthodes de travail sont la propriété commune du personnel et, sous son contrôle, celle des stagiaires. Ces pratiques comportent un contrôle des savoirs acquis techniques et sociologiques

- 1962 - La surveillante "tampon" entre le directeur et le patron. TOUJOURS PERDANTE.

La bonne surveillante est celle dont les problèmes ne sortent pas de sa salle afin que le directeur les ignore, ne la réprime pas avec retard à l'avancement, voire blâme. Un de ses tracas est l'inventaire annuel révélateur incontournable des vols. Les dysfonctionnements se nomment : absences imprévues du personnel non remplacé, organisation du travail y compris relationnel routinière avec confusion des tâches et des responsabilités, manque d'informations, respect des règles d'hygiène, elles, régulièrement rappelées sur la demande d'une Commission centrale d'hygiène composée de chefs de service et de pharmaciens effectuant des études bactériologiques. La surveillante appartient à un organigramme hiérarchique double, administratif et médical, deux pouvoirs souvent en conflit financier principalement. Le directeur perd souvent la face, le directeur général donnant raison au plus fort selon lui : le médecin. Au plan administratif, la surveillante est un maillon de commandement de la structure pyramidale allant du directeur général en haut de l'échelle au malade dernier échelon, elle n'a pas été formée à ce rôle.

- 1962 - Partout, la confusion des tâches. UN LOURD HÉRITAGE.

Les emplois hospitaliers sont jusque-là, comme dans toute la fonction publique, des grades hiérarchiques et nul ne s'en étonne, la société a toujours fonctionné ainsi, en strates. La promotion des surveillantes se fait à l'ancienneté des infirmières, sur tableau d'avancement. Les soignantes sont formées au DE comme techniciennes du soin. Les surveillantes responsables administratifs, financiers et humains d'un moyen de soin de 50 à 100 malades, une salle, essaient d'appliquer les circulaires comptables et répressives de l'administration. Elles surveillent tout à l'exception du diagnostic médical et dorment mal se demandant quelle tuile leur arrivera le lendemain. Dans le secteur libéral, les caisses de sécurité sociale maladie ne remboursent plus les actes infirmiers non effectués par des diplômées. Dans les hôpitaux publics, les soins paramédicaux sont compris dans des prix de journée forfaitaires. Impunément, ces actes peuvent continuer à être effectués par toute personne désignée par un supérieur hiérarchique. D'ailleurs, pourquoi recruter des diplômées infirmières aux salaires plus élevés que ceux des aides-soignants et agents hospitaliers employés à leur place ? La hiérarchie et la dépense subliment tout, la qualité n'est pas évaluée sur des critères de résultats médicaux, hôteliers et relationnels.

- 1962 - Une gestion rationnelle des unités de soin est-elle possible ? L'ÉCOLE DE CADRES INFIRMIERS, FAIRE BOUGER.

Les directeurs qui connaissent "le droit", levez la main ! Beaucoup de mains se lèvent ; les directeurs qui savent appliquer ces règles, levez la main ! Peu de réponses sinon un rappel : nous sommes aux ordres de l'administration centrale qui nous commande. L'AP à Paris ne peut reculer davantage, les critiques s'intensifient sur les conditions d'hospitalisation des malades. Elle fait le choix de faire évoluer l'entreprise par la création d'une Ecole de cadres. Avec pour objectif principal de voir si l'existant peut évoluer par les surveillantes formées. Egalement, elle essaie de changer la donne de la promotion à l'ancienneté, en offrant aux infirmières des perspectives plus rapides de carrière susceptibles de fidéliser les plus jeunes. Elle ne supprime pas brutalement les nominations par le tableau d'avancement, leur nombre ne diminue que de 10% par an. Le premier concours de sélection pour l'entrée à l'école se déroule sous protection de la police évitant l'invasion de la salle du concours par les manifestants hostiles à une brèche sur "le droit acquis" de l'ancienneté. La démarche d'ouverture de l'école est préparée par la petite équipe du Bureau central de l'enseignement comprenant deux monitrices "cadres" formées par l'Ecole de la Croix-Rouge. Le 5 octobre, Pierre Damelon, préfet, directeur général de l'AP à Paris, préside la séance inaugurale, précise les besoins et dit ses espoirs.

- 1962 - Prévoir, organiser, évaluer. METHODOLOGIE. DÉMARCHE. NOUVELLE SCIENCE HOSPITALIÈRE.

Les 18 infirmières, élèves de la première promotion cadres, obtiennent le certificat national de surveillante. L'année suivante deux formations sont organisées, surveillante et monitrice (13 élèves monitrices). L'enseignement suit pour le contenu le programme ministériel. C'est dans les méthodes et pratiques de travail enseignées qu'il est innovant. A échéance de quelques années, les surveillantes "cadrées" sachant étudier les problèmes, organiser, animer et évaluer vont faire bouger toutes les unités de soin de l'AP à Paris. Entrent dans le langage gestionnaire, des mots nouveaux : objectifs, animation, analyse, prévision, changement, bilan, méthode, prospective, projet, tâches, responsabilité, stratégie, expérimentation, interview, questionnaire, écoute, information, communication, dialogue, conduite de réunion, motivation, sociologie, respect des autres, considération, évaluation. Aussi, pédagogie active, adultes, apprendre à apprendre et formation continue. Vocabulaire étrange que la vieille dame AP n'avait jamais entendu, ne s'y prononçait que des termes médicaux entre professionnels, en dehors des mots crédits, hiérarchie et notation, bon agent ou mauvais agents. Tous les ans, usant de son droit d'affectation, le directeur général met "au placard" en le mutant dans un établissement de grande banlieue au moins un directeur d'établissement pour "manque d'autorité sur son personnel".

- 1962 - La surveillante enseignante et gestionnaire. ATOUTS DU POUVOIR INFIRMIER.

Faut-il ou ne faut-il pas négocier avec ses collaborateurs, avec les syndicats ? Toutes les circulaires disent : appliquer sans faiblir, ne soyiez pas "laxistes". La création de l'Ecole de cadres marque la fin de la possibilité pour les administratifs petits et grands de qualifier les infirmières nommées surveillantes d'incapacité à se faire obéir par ses agents mais tous ne sont pas d'accord sur la méthode à utiliser pour être obéi. L'investissement cadre est non médical, en quelque sorte non "académique", ce que beaucoup de médecins reprochent à l'AP, il est à dominante gestionnaire tant en contenus qu'en méthodes. Le but est d'améliorer, par une meilleure gestion, le soin et la qualité du séjour dans les dortoirs ainsi que le climat au sein des équipes. Sauf exception, le corps médical souhaite à son image, la création d'écoles de perfectionnement médico-technique par spécialité, chaque groupe plaidant pour sa spécialité. Logique médicale à laquelle l'AP à Paris va répondre par le développement des actions de perfectionnement médico-technique. Le professeur Fred Siguier, médecin chef de service à l'hôpital Cochin, apporte avec le soutien de jeunes médecins et chirurgiens une contribution efficace à la création d'une école de gestionnaires et d'enseignantes sachant conduire l'activité des salles, l'animer, écouter, analyser, construire et expliquer. Il a participé à la création de l'Ecole de cadres de la Croix Rouge française. La première directrice est Eliane Prigent, surveillante cadre "Croix Rouge". Comme celle des infirmières, la formation des cadres infirmiers est entre les mains des soignantes, hors de la hiérarchie des médecins et des directeurs.

- 1962 - Ce qui se dit derrière les portes fermées. FAIRE COMMUNIQUER LES COULOIRS.

Le découpage de l'AP à Paris en services médicalement autonomes et isolés les uns des autres favorise tous les cloisonnements. Beaucoup d'agents vivent dans l'entreprise sans connaître sa vie. Ignorent sa raison d'être embrouillée entre le social et le médical. Souvent, ils n'ont jamais vu le directeur de leur établissement et rase le mur en croisant le chef de service surtout s'il est professeur. Les potins malveillants et bruits de commérages les défoulent ; la rumeur voyage entre salles, services et établissements. Les principaux circuits d'information générale sont ceux des réfectoires. Les organisations syndicales diffusent les revendications salariales et sociales. Les malades ne sont pas mieux informés, ils sont seulement soignés et gérés administrativement. Le grand mutisme intérieur et extérieur de l'AP à Paris amène le personnel à croire que l'institution est au service des médecins et des directeurs plus que des malades. En 1959, une publication : "L'hôpital et l'aide sociale à Paris" a été créée mais sa rédaction peu journalistique, de pur style administratif, n'encourage pas sa lecture. Malgré les brochures diffusées pour faire connaître les grandes dates de l'histoire de l'AP à Paris, ce passé est également peu connu.

- 1962 - Le titre AP à Paris. VALORISANT OU NON ?

Bien qu'aucun sondage n'ait été fait sur cette question, le procédé étant rarissime, la réponse est peu douteuse, c'est oui pour les médecins et plutôt non pour le personnel. Avoir été étudiant à l'AP à Paris n'est pas pour la population neutre. Ce passage dans la grande entreprise leader du soin hospitalier en France est un élément et un titre de qualification pour les médecins, pharmaciens et sages-femmes. Il va le devenir pour les élèves des écoles paramédicales, de l'école de cadres et des écoles de techniciens. Les formateurs, enseignants des écoles AP et le personnel des lieux de stage sont conscients de leur responsabilité d'avoir à préparer tous leurs élèves à devenir d'excellents professionnels aimant leur métier. Mais il importe aussi de les recruter à la fin de leurs études, donc de ne pas provoquer chez eux des réactions d'hostilité ; c'est aussi la réputation de l'école et de l'hôpital qui sont en jeu sans chauvinisme, chaque école est très attachée à son établissement. Les sessions de perfectionnnement vont rompre l'émiettement dit aussi saucissonnage isolant depuis cent ans les équipes des services entre-elles, les agents vont se rencontrer. L'ensemble AP devient lentement pour le personnel une réalité physique et intellectuelle.

- 1963 - Fin des cours municipaux. DEUX ANS D'ÉTUDES PAYÉES SANS TRAVAILLER MAIS SOUS CONTRAT.

Brassage scolaire. Grande révolution sociologique, toutes les écoles d'infirmières de l'AP à Paris accueillent maintenant indistinctement des jeunes gens et jeunes filles de recrutement extérieur et des agents effectuant leurs études au titre de la promotion professionnelle. Réforme visant à lutter contre la pénurie d'infirmières par l'attrait d'études rémunérées sans obligation de travail. Mais aussi repentance de l'AP à Paris pour avoir depuis 1907 institué une ségrégation sociale scolaire au désavantage du personnel. Les élèves agents s'asseoient maintenant dans les amphithéâtres de cours à côté des élèves "extérieures", font comme elles des études en deux ans en conservant leur salaire ; obtiennent les mêmes résultats scolaires. Le coût est élevé, le budget du service central de l'enseignement est doté de crédits permettant le maintien des salaires à tous les agents en scolarité remplacés dans leur hôpital d'origine ; l'amélioration des finances hospitalières par la Sécurité sociale y est pour quelque chose. Va progressivement disparaître la distinction bleues et municipales, ségrégation qui suivait l'infirmière pendant toute sa carrière. N'était-il pas temps de mettre en application le respect du droit à l'égalité éducative ? L'AP a effectué volontairement cette réforme. Peut-on dire qu'il s'agit d'un évènement banal ou de l'évènement social le plus porteur d'espoir dans le statut du personnel ? La promotion professionnelle hospitalière ne cessera de se développer.

- 1963 - Analyse des dysfonctionnements. POUR DÉVELOPPER LA VIEILLE AP à PARIS.

Début du savoir étudier un problème. Il faut sortir la vieille dame AP de son immobilisme, la moderniser. Comment : en passant de la circulaire centrale traditionnelle mais toujours applicable à l'initiative du personnel ? Comme dans tous les hôpitaux en France, les problèmes attribués à la pénurie d'infirmières ont de graves conséquences pour les malades. La qualité des soins et celle du séjour ne sont pas optimales. Apparaissent les plaintes, l'insatisfaction des malades, du personnel et des payeurs, les articles dans la presse. Une étude est lancée par la direction générale dont c'est le rôle d'innover. Elle porte sur l'analyse des dysfonctionnements au lit du malade et surtout sur l'étude de leurs causes. Son déroulement va montrer que ce problème de pénurie en cache beaucoup d'autres. Elle est menée avec le concours méthodologique d'une association loi 1901 créée à Nancy par le professeur Bertrand Schwartz, directeur de l'Ecole des mines, le CUCES (Centre universitaire de coopération économique et sociale). L'action du CUCES vise au développement des entreprises dans le secteur industriel. La stratégie opératoire est novatrice, non hiérarchique, donnant la parole au personnel. La démarche s'efforce d'impliquer tous les acteurs du fonctionnement de l'hôpital AP à Paris. Est constitué un groupe de travail (de pilotage) dit "central" composé de médecins, directeurs, personnel et représentants de tous les syndicats. Puis, des groupes locaux, le premier à l'Hôtel Dieu, terrain d'expérimentation.

- 1964 - Conseillère hospitalière. ANIMATEUR DE MÉTHODES ET FORMATEUR.

Le cadre administratif auquel est confiée la fonction expérimentale d'animateur du développement a la responsabilité de parvenir à ce que les malades soient mieux soignés et leurs conditions de séjour améliorées mais il n'a pour y parvenir aucun pouvoir hiérarchique de commandement et de notation. Des fonctions manquent dans les machineries bureaucratiques, la capacité à écouter l'intelligence créative du personnel. Il n'a jamais suffi d'une circulaire pour changer des pratiques de travail, sans amélioration évidente des habitudes ; les cartonniers des bureaux des administrations sont remplis de décisions impératives inappliquées. Sans formation explicative et apprentissage de nouvelles tâches, l'hostilité au changement est logique. Pour étudier les évolutions envisageables dans les pratiques en concertation avec les équipes, est créée au plan central, à titre expérimental, une minuscule structure et ce qui est novateur, pour la première fois : d'animation. Au plan local, est également expérimentée une fonction non hiérarchique, un rôle de "conseillère hospitalière" auprès du directeur. La première conseillère hospitalière animatrice du développement à l'Hôtel Dieu, Palmyre Gallo, appartient à la première promotion de l'Ecole de cadres. Elle fera partie de la première promotion des infirmières générales, lorsque le grade sera créé au plan national et à l'AP à Paris.

- 1964 - Réformer de l'intérieur. À L'HOTEL-DIEU LES INFIRMIÈRES DÉSIRENT SUIVRE LA VISITE MEDICALE.

L'objectif est pédagogique : apprendre à changer les pratiques de travail pour améliorer de l'intérieur l'existant. Mettre les idées pertinentes de chacun au service des malades et du personnel. Le directeur général et les directeurs d'hôpitaux acceptent ou refusent les propositions faites par les groupes de travail qu'ils ne président pas. Ils les accepteront toutes. L'animateur central, "fonctionnel" est un corps étranger dans un système on ne peut plus hiérarchisé où les présidents sont de plus en plus nombreux, lui ne préside pas. Il est formé au non directivisme, à la conduite de réunion et à l'étude de problèmes. La phase diagnostic classique, donne lieu à des enquêtes, interviews, questionnaires, analyses, réflexions, concertations, réunions et propositions. Constatation principale : si le diplôme et le grade d'infirmière existent, tous les agents de la surveillante font le même travail comme il y a cent ans, il y a confusion des tâches. Les visites des médecins sont suivies par les surveillantes, les infirmières ignorent le pourquoi des actes techniques qu'elles font, ce sont des "tâchistes", elles manient la seringue, le thermomètre, les pansements et distribuent les médicaments. La plus ancienne de la salle, la "première", assure les écritures de "bureau", de gestion du matériel et des malades comme du personnel. Les infirmières passent beaucoup de temps, comme les médecins, à remplir les documents de la Sécurité sociale. Apparaît la nécessité de repenser la fonction soin, de faire de l'infirmière une soignante. Ce qui conduit à définir pour la première fois les tâches et responsabilités de la surveillante, organisatrice du travail, de l'infirmière soignante et celles de l'aide soignante collaboratrice de l'infirmière. Ce projet ambitieux ne peut aboutir sans que tout le personnel y adhère, y trouve une amélioration qualitative pour lui-même et pour ses malades.

- 1964 - Profils de postes. DOSSIERS DE FORMATION. MÉTHODES ACTIVES.

La démarche d'étude de la fonction soin menée à l'Hôtel Dieu par Palmyre Gallo avec en coulisse le CUCES met en évidence la confusion des tâches ; l'infirmière seule dans une salle de 40 malades est absorbée par les demandes d'examens médicaux, les imprimés, elle est contrainte de laisser des actes infirmiers aux aides soignantes voire aux servantes. L'accueil des malades, l'information sur leur séjour est rudimentaire. Constatations qui aboutissent à l'élaboration d'un projet d'organigramme d'unité de soin répartissant, en fonction des compétences, toutes les tâches et responsabilités entre la surveillante, l'infirmière, l'aide-soignante et l'agent hospitalier. Apparaît la nécessité de créer une fonction de secrétariat de la surveillante permettant de libérer les infirmières des tâches dites "annexes". Fonction confiée dans chaque salle à une aide soignante formée. Un dossier pédagogique complet et précis est élaboré décrivant toutes les tâches d'accueil et d'écritures du domaine de la secrétaire ainsi que les méthodes actives d'apprentissage de chacune d'elles : cas concrets, jeux de rôle principalement. La formation est assurée par la Conseillère hospitalière en trois semaines.

- 1964 - Sortir de son service. ET FAIRE MIEUX CONNAÎTRE L'AP À PARIS.

L'AP à Paris est maintenant au service de tous sans distinction d'origine sociale. Selon un groupe de perfectionnement de surveillantes, le personnel de l'AP à Paris rend des services considérables de lutte pour la vie mais la population n'est pas informée du rôle de l'hôpital moderne. Egalement, le personnel sait peu de chose sur l'AP, sa modernisation, ses spécificités, ses rouages, les circuits indispensables à toutes les productions. En 1964, au cours d'une session de perfectionnement, les surveillantes écrivent : "Il convient de donner aux établissements de l'AP à Paris la place qu'ils doivent occuper dans le monde par une propagande bien faite par la presse, la radio, la télévision". Message reçu mais le public qui désire surtout savoir si l'on est bien soigné dans les hôpitaux et, avec lui les médias, ne s'intéressent-ils pas surtout aux incidents médicaux hélas quelquefois dramatiques ?

- 1964 - 20 février - TOP DIRECTORIAL DE DÉPART DU PERFECTIONNEMENT PROFESSIONNEL CONTINU DES INFIRMIÈRES.

Depuis 1960, un programme de cours de perfectionnement médico-technique est organisé sur le mode traditionnel de l'éducation populaire (cours du soir) en collaboration entre la Croix Rouge Française et l'AP à Paris. Le 20 février 1964, dans une communication au Conseil d'administration, le directeur général fait savoir "qu'il a décidé d'organiser un perfectionnement continu de toutes les infirmières pour leur permettre une constante mise à jour de leurs connaissances", ajoutant : "un cycle annuel de 40 heures va être mis en place dans tous les hôpitaux". Consulté, le Collège de médecine des hôpitaux a conseillé de traiter de "la surveillance des grandes thérapeutiques". Ambitieux, ce projet ne sera pas immédiatement réalisé faute de formateurs. Mais seulement cinq ans plus tard lorsqu'une équipe d'infirmières-formatrices permettra la création d'un Centre de perfectionnement du personnel hospitalier.

- 1965 - Des professionnels interpellés par l'informatique. MUTATIONS TECHNOLOGIQUES.

Les laboratoires de biologie et d'exploration fonctionnelle annexés aux services médicaux disparaissent progressivement remplacés par de puissants laboratoires centraux spécialisés ou divisés en secteurs spécialisés, équipés en microscopes électroniques, automates, auto analyseurs, etc... Ces laboratoires sont dirigés par des chefs de service hospitalo-universitaires appartenant à une grande diversité de disciplines. Les techniques manuelles, le bec benzène chauffant les éprouvettes, sont pour le plus grand nombre abandonnées. Les laborantins et laborantines sont libérés de tâches répétitives. Des responsabilités nouvelles apparaissent : contrôle de qualité, hygiène et sécurité (risque infectieux), organisation des circuits de collecte des prélèvements et de rendus des examens, bilans. Toutes mutations se traduisant par d'importants changements dans le mode de formation initiale des techniciens et le développement de la formation continue. Responsabilités qu'assume l'école de laboratoire de l'AP à Paris avec le concours du corps médical et la collaboration des équipes de travail assurant l'information et l'apprentissage technique des élèves en situation.

- 1965 - Une compétence pédagogique au service des élèves, des malades et d'une institution. DIRECTRICES DES ÉCOLES DE L'AP à PARIS.

Etre bien formé et accepté par son équipe, bien former ses élèves. Le développement de l'enseignement infirmier et médico-technique à l'AP à Paris est maintenant à mettre au compte des professionnelles, directrices d'écoles, monitrices et moniteurs, autant qu'à celui des médecins qui ont été à l'origine de leur création. Les directrices constituent ensemble à l'AP à Paris un groupe informel, car non juridique, étudiant tous les problèmes se posant et émettant dans le secteur formation des propositions pour évoluer. Le groupe est également un lieu d'échange, de circulation de l'information montante et descendante, la rendant transversale, information plus particulièrement sur le système hospitalier et enseignant paramédical en France et sur les nouveautés AP à Paris, les réformes, les plans, les bilans, la formation, les besoins de l'entreprise, l'innovation. Les équipes enseignantes savent tout ce qui se passe. Au plan local, elles travaillent avec leurs collègues surveillantes et conseillères hospitalières, démultiplient l'information. Animatrices de la pédagogie, elles sont également gestionnaires de leur école et des internats. Lourdes responsabilités d'intendance mais aussi de soutien psychologique aux internes éloignées de leur milieu familial. Les moyens budgétaires qui leur sont attribués sans largesse du tout et sous contrôle font l'objet d'enveloppes annuelles par nature de dépenses à utiliser selon les strictes procédures de la comptabilité publique et des marchés. Les élèves toujours accueillies par des fêtes d'écoles sans bizutage gardent un souvenir souvent sans regret mais aussi sans amertume de leurs années de scolarité et d'internat.

- 1965 - La liste des paramédicaux spécialisés en extension. STAGES À L'AP À PARIS.

Progressivement le ministère de la santé crée de nouvelles professions de techniciens paramédicaux. Définition des professions d'orthophoniste et d'orthoptiste. Création du certificat d'aptitude professionnelle de rééducateur dyslexique. Recrutement à l'AP à Paris de spécialistes vacataires. Tous les services spécialisés dans ces domaines du soin sont mobilisés pour accueillir en stage les élèves de toutes les écoles paramédicales publiques et privées. La fonction pédagogique accroit le nombre des blouses blanches non rémunérées mais, en principe, hors des effectifs au travail.

- 1965 - Ecoles d'infirmières préfabriquées. PAS D'AVENIR POUR L'HÔPITAL SANS SOIGNANTES QUALIFIÉES.

Le baby-boom démographique des années 1946-47 entraîne un accroissement considérable des candidatures (parisiennes et provinciales) à tous les emplois hospitaliers de l'AP à Paris et aux concours d'entrée dans les écoles. Les hôpitaux parisiens intensifient leur mission de formation, deviennent un grand chantier de rattrapage scolaire et d'apprentissage de tous les savoirs professionnalisés. Dans l'urgence, des écoles d'infirmières sortent en quelques semaines du sol à Beaujon, Vaugirard et Charles Foix, ou encore sont succintement aménagées dans des locaux peu adaptés à Broussais et Debrousse. Les enseignantes sont fières des résultats obtenus par leurs élèves aux épreuves de l'examen national du diplôme d'Etat avec des pourcentages de réussite excellents et souvent des élèves classées en tête de liste dans la région. L'avenir de la qualité des soins dans les hôpitaux de Paris est assuré à condition que les salaires, les conditions de travail, les crèches des enfants du personnel, le social, la considération portée par l'entreprise à tous les professionnels ne soient pas dissuasifs, facteurs de démissions.

- 1966 - 2 200 élèves infirmières en première année. LES SERVICES ENVAHIS DE STAGIAIRES. DOUBLES PROMOTIONS, BLOCS-SYSTÈMES.

Le nombre d'élèves admises en première année dans les écoles d'infirmières de l'AP à Paris passe de 650 en 1964 à 1350 en 1965 et 2 200 en 1966. Début de l'ouverture d'écoles dites définitives, construites sans aucun luxe, selon des plans types pour bénéficier des subventions nationales et locales provenant des impôts, des cotisations sociales et des prêts logement (internats). S'ajoutent successivement à l'école de la Salpêtrière ouverte en 1907, celles d'Avicenne (1966), Bichat (1967), Charles Foix, Henri Mondor et Tenon-Debrousse (1968), Bicêtre (1969), Antoine Béclère (1971) et La Rochefoucauld (1972). Tandis que sont rénovées et agrandies les écoles de Raymond Poincaré, la Pitié et Cochin. Toutes les nouvelles écoles sont dotées d'un important internat permettant le recrutement de jeunes filles dans les régions sous-équipées en moyens d'enseignement infirmier. De plus, en vue d'utiliser les locaux scolaires et les terrains de stage huit heures par jour au lieu de quatre, chaque école accueille des promotions deux fois par an en septembre et en février, l'une étant en cours à l'école pendant que l'autre est en stage.

- 1966 - 250 enseignantes en petites équipes de terrain. SAVOIR RESUMER ET PRENDRE DES NOTES.

Une école ne peut ouvrir sans une directrice et des monitrices praticiennes motivées. Les directrices sont recrutées parmi les titulaires du certificat cadre ainsi que les monitrices issues des premières promotions de l'école, selon la norme d'une monitrice pour 20 élèves. Le nombre des monitrices diplômées cadres n'étant pas suffisant pour ouvrir toutes les écoles, chaque équipe prend en charge la formation d'infirmières "faisant fonction". Le travail pédagogique, l'investissement accompli individuellement et en équipe pour construire la méthodologie et le contenu de chaque séquence sont considérables. La finalité étant double : aider les élèves à maîtriser les principales pratiques de travail et à s'insérer dans la vie professionnelle, d'une part, réussir le diplôme d'Etat, d'autre part. Les élèves de deuxième année sont les tutrices des premières années préparant ainsi leur futur rôle de formatrice de terrain. Un temps important est consacré au comment apprendre à réfléchir, aux méthodes d'acquisition des savoirs tant théoriques que pratiques, notamment la prise de notes lors des cours théoriques.

- 1966 - La formation sans surcoût. PARTAGE DE LA DÉPENSE DES ECOLES.

L'AP à Paris est leader mondial de la formation professionnelle en santé financée par les contribuables et les assurés sociaux mais l'impôt ne finance-t-il pas tous les enseignements ? Le ministère de la santé subventionne sur l'impôt d'Etat le coût de l'enseignement paramédical (fonctionnement des écoles) à hauteur d'environ 50% ainsi qu'il le fait pour toutes les écoles d'infirmières en France. Le complément vient du budget de l'AP à Paris (prix de journée) alimenté à 70% par les cotisation salariales. Toutes les dépenses scolaires sont serrées au plus juste. Les prix de revient, le rapport coût-élève, sont dans les écoles de l'AP à Paris des plus compétitifs comparés à ceux des écoles paramédicales publiques et privées notamment du fait de l'utilisation des locaux en continuité. Les écoles de massage, laboratoire, radiologie sont également agrandies et modernisées.

- 1966 - L'organisation de la fonction soin. DE L'HÔTEL DIEU À DIX ETABLISSEMENTS.

Comment évaluer les résultats d'un changement ? L'expérience d'organisation concrète des équipes soignantes réussie de l'Hôtel Dieu confirmée par une évaluation de détail, notamment par questionnaires et interviews, est étendue à dix établissements de l'AP à Paris. En bénéficiant d'un effet d'entraînement qui, de plus, rentabilise l'investissement stratégique initial. Même objectif principal : la suppression de la confusion des tâches au sein des équipes soignantes. Même démarche participative et informative.

Les nouvelles surveillantes conseillères auprès des directeurs de chacun des dix établissements se forment en apprenant ensemble à former 220 secrétaires de surveillantes par des méthodes actives sur un dossier descriptif des tâches et des capacités à acquérir. La démarche met en évidence des dizaines de problèmes de toute nature "à traiter" et d'impérieux besoins de formation. Il faudra encore attendre vingt ans pour que soit créée une fonction d'infirmière générale chargée d'organiser dans chaque établissement en France le service infirmier.

- 1966 - Innover, changer. ORGANIGRAMMES, PROFILS DE POSTES

Une stratégie d'action de réorganisation a été mise au point ; un modèle de démarche transposable a été innové. L'évolution des pratiques de travail passe par une première étude participative interne associant les acteurs de la production hospitalière pour préciser les objectifs à atteindre pour améliorer l'existant. Une phase d'enquête de diagnostic toujours participative permet de faire apparaître la nature de dysfonctionnements à l'origine de la confusion des tâches. Elle est suivie d'une définition idéale de tous les profils de postes de travail composant l'équipe soignante (tâches et responsabilités modifiées). Avant de passer à la création de dossiers pédagogiques listant les connaissances et capacités à posséder pour exercer chaque fonction. Enfin, sont recherchées les méthodes permettant d'acquérir ces savoirs et d'évaluer les acquis. Puis vient l'étape "réorganisation-formation". La démarche est elle-même évaluée à ses différents moments et en cas de besoin modifiée.

- 1966 - Concertation. DIALOGUE, LE DANGER DE TROP PARLER.

Principale innovation concrète de la nouvelle stratégie de changement : les groupes de travail auxquels la parole est donnée. Après les "boîtes à idées", le dialogue force de proposition est entré dans les pratiques de travail à l'AP à Paris marginalisant un long passé de décisions hiérarchiques imposées. Craignant lors des premières réunions de parler devant le directeur en risquant d'être classé "mauvais agent", le personnel inhibé, voyant qu'il n'est pas puni, se met à parler de tout ce qui ne va pas. Les problèmes sortent et sont traités. La surveillante devient le point de convergence et de diffusion de toute l'information interne à son service et extérieure. Des surveillantes organisent chaque matin une réunion d'échanges d'informations et de répartition du travail, le staff. Diffusée par l'Ecole de cadres et par les actions de réorganisation de la fonction soin, la réunion formelle ou informelle devient dans toute l'AP à Paris le principal outil de travail du personnel "cadre" formateur et praticien.

- 1966 - Bien accueillir les malades et familles. HÔTESSES FORMÉES.

Parmi les nombreux problèmes soulevés par la réorganisation de la fonction soin est apparu un grand déficit d'accueil des malades et des familles partout dans les hôpitaux. Dans les salles, la fonction accueil et information non médicale a été inscrite dans le profil de poste de la secrétaire de la surveillante. Est créée à l'entrée des hôpitaux et de leurs pavillons une fonction d'hôtesse d'accueil revêtue d'un tailleur bleu ciel. La formation des hôtesses par des méthodes actives est assurée par les conseillères hospitalières sur fiches de poste avec le concours de l'école de formation des hôtesses d'Air France. Se fait l'apprentissage du dialogue d'accueil entre adultes, explicatif sans paroles blâmantes souvent infondées en direction du malade, du visiteur ou du correspondant téléphonique. L'apprentissage de la relation d'accueil se développe dans les écoles paramédicales, savoir-faire aussi destiné à faire évoluer l'opinion publique et la presse toujours assez péjoratives à l'égard de tous les fonctionnaires y compris ceux des hôpitaux.

- 1966 - Un déficit relationnel avec le personnel. REPENSER LES MÉTHODES. HUMANISER.

Comment faire de la relation humaine l'une des valeurs de l'AP à Paris avec le soin, la recherche et la formation ? Un plus d'humain dans la relation malade-personnel suppose en préalable une amélioration ayant valeur d'exemple de la relation entre les agents et l'institution, considération mais surtout une réponse "oui" à ses attentes, principalement ne pas répondre non à un agent qui demande une mutation. Ainsi qu'entre les médecins et le personnel. Relation distante par tradition en partie de classe, d'esprit hiérarchique entre classes sociales. Dans chaque établissement, les chefs du personnel, jusque-là poste de début de carrière, sont valorisés, deviennent directeurs adjoints chargés du personnel. Le Service central du développement met en chantier sur leur demande et avec eux, l'étude de la fonction personnel dans l'hôpital avec pour objectif de faire évoluer les attitudes et méthodes de travail, les profils de postes. Par ailleurs, le personnel cesse d'être soupçonné "d'abuser" des congés de maladie au cours desquels les salaires sont maintenus. Ces congés sont désormais accordés sur certificats des médecins traitants, les congés de longue durée relevant toujours de la médecine du travail.

- 1966 - Les professionnels de l'AP à Paris : main d'oeuvre ou personnes ? BONS CONTACTS.

Peut-on penser le personnel autrement que comme une main d'oeuvre, un salaire, un nom sur un planning mural, des horaires de travail, une sanction disciplinaire, une notation annuelle, un indice, un congé à accorder, un arrêté d'avancement, une paye due sans retard ou une réquisition pour le médecin du travail, voire une obligation tacite de retirer sa casquette devant le directeur ? En quoi la formation continue peut-elle être un moyen de réflexion sur les causes des démissions d'infirmières et de la non remontée de l'information venant des équipes soignantes ?

- 1967 - Fin du directeur d'école d'infirmières médecin. STATUT NATIONAL DES ENSEIGNANTES.

Il n'y a plus en France de médecins patrons des études d'infirmières comme l'avait été en 1878 à l'AP à Paris le docteur Bourneville (depuis, chaque école était placée sous l'autorité d'un médecin ayant le titre de directeur mais fonction bénévole). Le rôle du ministère de la santé est de réglementer dans le sens de l'intérêt de la population, donc de mettre en place des programmes soutenus par des mécanismes de formation qualifiants. Ce qu'il fait depuis 1922, il agrée les écoles et supervise les examens mais n'impose pas de pédagogie ; dans cette situation de liberté, les maîtres de l'enseignement sont désormais dans chaque école non plus un médecin mais la directrice. L'avancée de la qualification pédagogique des enseignantes praticiennes formées par les écoles de cadres et organisées en Association nationale amène le gouvernement à leur accorder leur majorité professionnelle hors tutelle médicale et administrative. La direction de chaque école cesse d'être confiée à un médecin. Une directrice "infirmière" dirige et anime l'enseignement en respectant les programmes nationaux ; les savoirs sont contrôlés aux examens de passage et de diplôme. La directrice choisit un médecin "conseiller technique". Les médecins inspecteurs de la santé, fonctionnaires ministériels départementaux, conservent la présidence du conseil technique de chaque école, organisme seulement donneur d'avis. En 1969 est publié un statut spécifique des directrices et monitrices des hôpitaux publics, statut inséré dans celui du personnel de la fonction publique hospitalière. Le recrutement des directrices s'effectue désormais sur concours et non plus par nomination préférentielle du directeur de l'hôpital ; l'indépendance des enseignantes se désserre mais le directeur de l'hôpital continue à tenir la bourse, le budget de l'école.

- 1968 - L'enseignement est-il infantilisant ? MAI 1968.

Premiers jours de mai : les étudiants, parmi lesquels tous les élèves des écoles de l'AP à Paris, conscients de la force que représentent à la fois leur nombre, leur solidarité et la place qu'ils sont appelés à tenir dans la société "osent" se révolter contre l'état pédagogique dans lequel ils s'estiment être tenus : nourris des paroles des maîtres. Ils veulent être bien préparés à leurs responsabilités d'adultes, savoir dialoguer, tout en obtenant leur diplôme. Le cours magistral est unanimement rejeté, des estrades et tableaux noirs disparaissent. S'ajoutent à l'AP à Paris comme point de mire de la contestation, le "stage bouche-trou", le "contrat-boulet" et "l'internat-prison". Avec pour dénominateur commun : "le manque de considération". Les moyens de se faire entendre sont classiques : grèves, assemblées générales (AG), coordinations, collégiales, cahiers de revendications, tracts et affiches, défilés et "sit in". La présence des syndicats est rejetée comme celle des étudiants en médecine. Le gouvernement est désemparé par le mouvement étudiant national et emploie face aux barricades les traditionnelles répressions policières.

- 1968 - Les mandarins. L'INTERNAT EN MÉDECINE POUR TOUS.

Dans les amphithéâtres de cours des services, la hiérarchie professorale est mise à mal sous le qualificatif de "mandarinage". Quelques sommités sont priées de laisser leur place à des enseignants élus et quittent sans comprendre l'amphithéâtre où ils sont venus s'informer. Les étudiants en médecine demandent l'internat pour tous. La modeste création en 1802 par les Hospices civils de Paris d'une fonction hospitalière d'élève de nuit est devenue avec les progrès de la médecine un moyen incontournable de qualification médicale spécialisée, parcours qualitatif et élitiste espéré du plus grand nombre. Beaucoup d'internes craignent la dévalorisation du titre par sa généralisation.

- 1968 - Grève générale du personnel. FORTEMENT SUIVIE À L'ÉCOLE DE CADRES.

Le pays est paralysé, les transports en commun ne fonctionnent plus, les stations-service n'étant plus ravitaillées, les syndicats ont appelé le pays à la grève. L'AP à Paris cumule par son personnel et ses élèves tous les motifs de mécontentement mais les soins continuent à être assurés sans que soit altérée leur sécurité. Le 25 mai, les accords de Grenelle instaurent à l'AP à Paris notamment le droit à un repos du dimanche toutes les deux semaines et non plus toutes les sept semaines. Les élèves des écoles paramédicales de l'AP à Paris décident de se présenter aux examens de passage et de diplôme de la session de juin. Les réformes vont suivre au niveau national répondant au besoin de dialogue. Les élèves acquièrent des droits d'expression, de réunion et de présence dans les instances consultatives des écoles.

- 1968 - Le droit de se taire. LES DROITS D'EXPRESSION DES ÉLÈVES.

Beaucoup d'enseignants, directrices et monitrices, ont partagé tout ou partie des critiques faites par les élèves sur les méthodes de formation et les distances relationnelles. Mai 68 a accéléré l'entrée des sciences humaines et des sciences de l'éducation dans l'hôpital. La relation est sortie publiquement de son ancestral cadre hiérarchique qui prive de parole les moins gradés et avec eux, les malades. La réunion consultative peut-elle précéder la décision ? Les élèves ont acquis des droits d'expression à l'intérieur de l'école et dans les organismes consultatifs nationaux. Le "fait du prince" peut-il tomber en désuétude ? Le besoin de reconnaissance de tout le personnel est présent dans toutes les revendications. Le contrôle continu des connaissances est institué. Mai 1968 a accentué la libéralisation des relations élèves-monitrices. Un sociologue du CUCES aide les animatrices de l'école de cadres à analyser la signification pour des adultes de leur situation scolaire. L'ancestrale pédagogie du mineur sous tutelle punitive fait place à une pédagogie adaptée à des professionnels responsables, une pédagogie d'adultes.

- 1968 - Troisième étape, généralisation de l'organisation de la fonction soin. TOUS LES HÔPITAUX DE L'AP À PARIS CONCERNÉS.

La logique : information-formation-expérimentation-bilan à l'origine de la réorganisation de la fonction soin partie de l'Hôtel Dieu il y a 4 ans franchit une nouvelle étape ; après avoir été étendue à 10 établissements, elle est répercutée concrètement dans toute l'AP à Paris. Des fonctions de conseillère hospitalière surveillante sont créées dans tous les établissements. Le modèle d'organisation des équipes soignantes expérimenté à l'Hôtel Dieu en 1966 est généralisé par les directeurs dans les cinquante établissements. Bilan : chacun assure le travail pour lequel il a été formé. La relation hiérarchique d'autorité bloquante fait place à une relation d'écoute et de dialogue au sein des équipes. Chaque amélioration dans un établissement est une référence concrète répercutée dans l'ensemble de l'institution. La principale force de l'AP à Paris est sa faculté de répercussion transversale du changement réussi dans un établissement. L'action de développement est cependant inachevée si elle ne va pas jusqu'au contrôle par les cadres de direction des résultats obtenus ; si toutes les activités de chaque équipe ne sont pas remises en question périodiquement et contrôlées pour éviter les "dérapages" notamment les gaspillages hôteliers, les excédents de main d'oeuvre et les imprévus prévisibles, la confusion des tâches préjudiciable aux malades et aux payeurs assurés sociaux et contribuables. L'AP à Paris devient un chantier en autocorrection permanente de ses activités organisées incluant le scientifique, le légal et l'humain.

- 1968 - De plus en plus de diplômées cadres. METTRE EN PRATIQUE LES SAVOIRS ACQUIS.

Le nombre des infirmières de l'AP à Paris formées aux fonctions de surveillante et de monitrice par les actions initiales et continues de l'Ecole de cadres ne cesse d'augmenter. L'école accueille également des infirmières exerçant dans des établissements publics et privés non AP. Ayant acquis des méthodes d'organisation, les diplômées veulent les appliquer. Elles vont s'y employer en travaillant avec les enseignantes des écoles et les conseillères hospitalières. Pratiquement toutes les activités de l'hôpital commencent à être repensées en utilisant les principaux leviers du changement, l'analyse participative, l'organisation (rationnelle et relationnelle), la formation et l'évaluation-bilan. Avec pour finalité, l'amélioration de la qualité du séjour de vie des malades et de leurs soins techniques et relationnels.

- 1968 - Groupes de travail. DYSFONCTIONNEMENTS MIS EN ÉVIDENCE.

Au plan central et dans chaque établissement de l'AP à Paris, des groupes de travail informels animés par les conseillères hospitalières améliorent de nombreuses pratiques. Parmi les principales réformes issues de ces "discussions, estimées à l'époque très révolutionnaires, citons : l'organisation des circuits entre les services de malades, les services généraux, les laboratoires, les services d'examens cliniques, les bureaux. Les formalités d'admission faites au lit du malade. La création des équipes centrales de ménage (et des techniques d'hygiène), de courses, et de brancardage. Le ramassage des seringues et du matériel chirurgical. Les stérilisations centrales. La fin du pliage des compresses. La distribution individualisée des médicaments. L'organisation des prises de rendez-vous évitant l'attente dans les consultations. Le choix par chaque malade du menu de ses repas, la distribution des repas au plateau, L'extension de l'utilisation du matériel jetable. Les étiquettes autocollantes. Le port du badge, la suppression de nombreux imprimés inutiles ou leur simplification, etc... Le grand chantier de la recherche sur place de solutions aux dysfonctionnements ne sera jamais fermé.

- 1968 - Douze nouveaux hôpitaux parisiens. PRATIQUES DE TRAVAIL ORGANISÉES, PERSONNEL FORMÉ.

Centre hospitalier régional, les services centraux de l'AP à Paris possèdent les moyens créatifs de se développer, de mesurer les besoins, d'établir programmes et plans et de les réaliser. Les banlieues parisiennes connaissent une véritable explosion démographique. La responsabilité d'étendre le capital des établissements hospitalo-universitaires dans "la petite couronne" va lui être confiée. A partir de l'ouverture en 1969 de l'hôpital Henri Mondor à Créteil (Val-de-Marne), dans chaque établisement créé, toutes les activités outre la fonction soin sont "organisées". Tous les postes de travail au sein de chaque équipe médicale, administrative ou hôtelière, les circuits, sont définis avec précision en termes de tâches, de responsabilités, de comportements, de savoirs et de méthodes de formation. Ainsi que les méthodes et outils de travail et de régulation de chaque unité de production. Préparation à l'ouverture animée par la conseillère hospitalière, à Henri Mondor mademoiselle Gilberte Hacquart, surveillante générale. Ceci en collaboration avec l'équipe de direction, les futurs responsables des équipes, ceux intervenant dans les circuits, les médecins, les enseignantes des écoles. Tous les détails de fonctionnement sont précisés y compris la pédagogie de formation des stagiaires et des agents de tout grade. Dans les 20 ans à venir, l'AP à Paris ouvre au jour fixé, sans retard, douze grands hôpitaux généraux. Egalement de nombreux bâtiments seront construits ou modernisés. Chaque fois, des études participatives définissent l'organisation de tous les postes de travail et s'accompagnent d'actions de formation.

- 1968 - Bonnes pratiques apprises et appliquées en service. MÉTHODE, DÉMARCHE.

Se remettre en question, travailler avec méthode et sécurité sont des "lois" internes pour l'AP à Paris, atout supplémentaire au changement : les écoles font bouger les services en vue d'harmoniser les "bonnes pratiques" enseignées avec les tâches et responsabilités de terrain habituelles ne présentant pas les garanties totales de la sécurité dues aux malades, souvent faute de temps. Des études sont menées en collaboration entre les enseignantes des écoles, les conseillères et les soignants des équipes hospitalières en vue d'harmoniser les pratiques de terrain et la formation scolaire. Entre dans les objectifs de l'enseignement, l'apprentissage des méthodes de travail. Notamment, savoir poser le diagnostic infirmier, établir un plan de soin, un dossier de soin. Effectuer l'évaluation, l'audit des résultats obtenus y compris dans le rôle d'éducation des malades et d'encadrement des stagiaires.

- 1969 - Le perfectionnement par affiches, fascicules, aide-mémoire. INNOVATION PÉDAGOGIQUE.

L'image entre en formation, venant de Léonard de Vinci, modernisée par les bandes dessinées. Quelques écoles se sont dotées d'un projecteur de films, toutes se sont équipées en magnétophones, lecteurs de diapositives et rétroprojecteurs. A l'hôpital des Enfants malades, le professeur Cloup, médecin chef de service, construit un module de perfectionnement en pédiatrie dont le support se compose d'affiches accompagnées de diapositives et de textes. Beaucoup d'étudiants en médecine, d'infirmières, d'aides soignantes et d'élèves des hôpitaux de Paris sont par cette méthode sensibilisés à la sécurité du soin pédiatrique. A l'hôpital Boucicaut, le professeur Raymond Vilain, chirurgien chef de service, pour lutter contre les affections nosocomiales, assure avec le concours de spécialistes de l'infectiologie, 20 conférences-débats suivies par 200 auditeurs et faisant l'objet de cahiers diffusés dans toute l'AP à Paris. L'hygiène hospitalière demeure un des thèmes principaux des sessions de perfectionnement.

-1969 - Pour changer. IL FAUT DES STRUCTURES DE FORMATION CONTINUE OPÉRATIONNELLES. CRÉATION DU CFCPH.

L'AP à Paris sait que le principal levier de son développement maintenant concurrentiel est la capacité de son personnel à améliorer toutes ses productions. Analyse, planification, animation des actions, savoir médico-technique, évaluation. La richesse de l'AP à Paris reste due à sa dimension. Elle lui donne les moyens d'une évolution impulsée par ses services centraux et animée par des cadres pédagogues formés par son école et d'une grande compétence. Un des plus importants investissements structurels et culturels de la décennie est la création d'un Centre de formation continue du personnel hospitalier (CFCPH). Pour intégrer dans les pratiques de travail les progrès de la médecine, des sciences humaines et de l'économie de la santé. Une politique de formation continue passe par la création de moyens, de structures. Est ouvert à l'hospice Debrousse un Centre de perfectionnement du personnel hospitalier dont l'animation est confiée à une équipe de cinq monitrices d'écoles d'infirmières et de cadres. Dès l'origine les actions proposées sont pluridisciplinaires centrant les thèmes non sur des grades mais sur des activités. La première directrice est madame Saint Cast, surveillante générale.

- 1969 - Reconversion d'établissements. LA FORMATION CONTINUE EN SOUTIEN.

La taille de l'AP à Paris facilite aussi le changement interne des activités sur ses différents sites médicaux afin d'adapter l'ensemble à l'évolution médicale. Depuis la reconversion au XVIIème siècle des maladreries en hospices, les établissements d'hébergement et de soin ont toujours été confrontés à des impératifs de changement liés aux besoins de la population et de la médecine. Les antibiotiques et la vaccination font régresser la tuberculose, les sanatoriums de l'AP à Paris deviennent des établissements spécialisés pour malades chroniques de moyen et long séjour. Ces malades quittent les services d'aigus, libérant des lits. Par ailleurs, commencent à se développer les alternatives à l'hospitalisation, notamment les hospitalisations dites de jour (moins de 24 heures). Ces mutations et bien d'autres changent la nature des soins et nécessitent des actions de formation.

- 1969 - La formation continue dans chaque établissement, est-ce possible ? IL FAUT POUR CELA FORMER DES FORMATEURS.

La petite équipe d'animatrices du CFCPH ne peut prendre en charge la formation continue de 30 000 professionnels. Sa principale finalité est d'intervenir dans les domaines où se posent les problèmes les plus aigus tout en formant des formateurs de grande compétence, afin de démultiplier le perfectionnement continu dans tous les établissements. En décentralisant et en responsabilisant localement. Son rôle est d'apporter une aide pédagogique aux conseillères hospitalières en privilégiant les points sensibles : gériatrie, hygiène, entretien, sécurité, alimentation, etc... Les animatrices du CFCPH maîtrisent les contenus médico-techniques, l'aspect éthique et juridique des emplois, les systèmes et théories relationnelles, les méthodes de transmission des savoirs. Première action inter-établissements : organisation pendant 5 mois d'un stage d'intégration de toutes les infirmières nouvellement diplômées.

- 1969 - Sans encadrement de nuit, démissions des jeunes infirmières. STAGE D'INTÉGRATION.

L'une des principales causes du refus des jeunes infirmières de travailler à l'AP à Paris une fois leur diplôme obtenu est leur affectation systématique à une équipe de veille (23 heures-7 heures du matin) bien souvent dans un établissement éloigné de la capitale et sans posibilité de logement. Les établissements non AP à Paris recrutent "de jour" les jeunes diplômés et leur remboursent leur dédit. Pour éviter la fuite des jeunes, les conseillères hospitalières, avec le concours des animatrices du Centre de perfectionnement organisent, lors des sorties de promotion, à l'intention des nouvelles diplômées, un stage de cinq mois à l'équipe de jour de leur service d'affectation dit "stage d'intégration". Des séminaires de regroupement dans les hôpitaux et au centre de perfectionnement permettent de répondre aux questions soulevées et de compléter les savoirs notammant sur l'actualité "infirmière". Progressivement le stage d'intégration dans leur milieu de travail (l'AP à Paris, leur hôpital, leur service et leur équipe) va être étendu aux agents de tous grades lors d'un recrutement ou d'une nouvelle affectation, une mutation.

- 1969 - Perfectionnement prioritaire aussi : DU PERSONNEL DES SERVICES DE PERSONNES AGÉES.

L'ancestrale infirmerie d'hospices de vieillards et de maisons de retraite rattachée médicalement à un service de médecine de l'établissement est toujours présente ; le retard à rattraper est grand ; les "agités" sont encore mis en camisole et attachés sur un fauteuil ! Cependant, des médecins "honoraires" acceptent au delà de 65 ans d'assurer le service médical dans ces établissements contre maintien de leur rémunération d'activité. Les infirmeries des hospices non transférés au BAS ont été érigées en services de long séjour. Progressivement, les progrès de la gérontologie, son insertion dans les spécialités médicales, permettront de doter les établissements gériatriques de meilleurs moyens en personnel médical et soignant. Cette lente évolution nécessite en soutien la mise en place d'actions de perfectionnement ; elles sont organisées sur place par les conseillères hospitalières et en séminaire avec la participation des animatrices du Centre de perfectionnement. Apparaît la notion de soins dits palliatifs.

- 1969 - Le stage. DÉFINITION DU TUTORAT DU STAGIAIRE.

Les écoles partagent avec les équipes soignantes la responsabilité de la formation des élèves en stage. D'où l'impérieuse nécessité d'en définir en commun les objectifs et les modalités pédagogiques, les rôles respectifs. Le stage est attendu et motivant car il prépare aux pratiques de travail au sein des équipes. Il demeure le "moyen vérité" de vérifier sous le contrôle du maître de stage si les capacités à réaliser des soins individualisés et collectifs en équipe sont acquises. Aussi, représente-t-il la moitié du temps de formation des élèves des écoles paramédicales. Avec le stage, l'étudiant entre dans une équipe professionnelle qui agit. Les monitrices des écoles de l'AP à Paris avec les équipes soignantes des services établissent le profil technique et psychologique, la pédagogie des stages, des savoirs à acquérir, en vue d'y préparer les élèves, de les guider, de les encadrer et d'évaluer si les acquis attendus ont été atteints. Chaque stage fait l'objet d'une fiche technique le décrivant. L'organisation du stage entraîne celle de chaque poste de travail avec son volet pédagogique (connaissances préalables, savoir et pratiques à acquérir, mode d'encadrement, évaluation). Le poste de travail est défini par une analyse praticien-enseignant constamment actualisée. Ce qui met en évidence pour les chefs d'équipes, cadres, les besoins en formation des stagiaires mais également ceux du personnel en particulier des comportements pédagogiques et relationnels.

- 1969 - Accroissement des savoirs. ET DE LA DURÉE DES ÉTUDES.

L'évolution des métiers entraîne celle de la formation initiale et continue. L'extension des savoirs des professionnels de la protection médicale et sociale de la vie entraîne un accroissement des programmes donc de la durée des études initiales. Elle est également à l'origine de la création de nouvelles professions paramédicales. En 1969, la durée des études de kinésithérapie est portée de 2 à 3 ans. En 1971, est créée la formation d'ergothérapeutes. En 1974, est institué un diplôme d'Etat de psychomotricien (psychorééducateur). En 1977, est créé le diplôme d'Etat de pédicure. L'extension des professions de santé atteint également le domaine de la pharmacie ; en 1977, est défini le rôle des préparateurs puis celui des visiteurs médicaux et leur formation.

- 1969 - L'éducation sanitaire selon l'OMS. ACTION CIVILISATRICE.

Publication d'un règlement sanitaire international adopté par l'Assemblée mondiale de la santé (OMS). Vont progressivement se créer des organismes associatifs mondiaux complétant l'action de la Croix rouge internationale en se donnant pour mission de secourir par des moyens alimentaires, médicaux et éducatifs les peuples menacés par les graves fléaux sociaux de toujours mettant en péril leur vie, épidémies, sous alimentation et malheureusement, guerres civiles dites d'ethnies et de patriotisme. En non dit : la haine, le conditionnement à l'intolérance spirituelle, le pillage ; le tout soutenu par les coups de fusil ou de gaz dits "purificateurs".

- 1970 - Disciplines paramédicales spécialisées. FORMATION DES TECHNICIENS CADRES.

Après les infirmières qui ont ouvert la voie de la formation cadres, les organisations professionnelles des disciplines paramédicales spécialisées et de techniciens paramédicaux interviennent auprès du ministre de la santé pour obtenir un statut, une formation et un diplôme cadre principalement orienté vers l'acquisition complémentaire de savoirs médico-techniques mais également sociologiques, méthodologiques et pédagogiques. Ceux de sage-femme (1970), de kinésithérapeute-moniteur (1976), d'infirmière du secteur psychiatrique (1976) et de santé publique (1973). En 1979 est créé un certificat cadre de radiologie et en 1980, un certificat cadre de laboratoire. A l'AP à Paris, ces deux enseignements sont assurés par des sections de l'Ecole de cadres qui devient Ecole de cadres hospitaliers (au lieu de cadres infirmiers). Infirmières et techniciens apprennent à mieux se connaître et à travailler ensemble.

- 1970 - Service public hospitalier. PLANIFICATION NATIONALE.

Pourquoi ne pas dresser des "cartes hospitalières" ? Bien répartir le patrimoine public et privé sur l'ensemble du territoire, compenser les retards, corriger les insuffisances ou les suréquipements, entre dans le rôle des pouvoirs publics nationaux. La loi du 31 décembre 1970 véhicule la notion nouvelle de "service public hospitalier" auquel peuvent participer les établissements privés seulement s'ils sont à but non lucratif. Réforme à double finalité : équilibrer les moyens au plan national, planifier et organiser la collaboration secteur public et secteur privé non lucratif. Elle complète l'ordonnance de 1958 fondée sur le seul statut du médecin hospitalo-universitaire mais prévoyant déjà la participation des établissements à but non lucratif aux missions d'enseignement et de recherche. Les professionnels des établissements privés participent comme ceux du secteur public à la protection sanitaire du pays. Le service public hospitalier est ainsi défini : il concourt à l'enseignement (universitaire, post-médical, pharmaceutique et paramédical), ainsi qu'à la médecine préventive, à la recherche, à l'éducation sanitaire et à l'aide médicale urgente. L'ordonnance de 1958 a déjà créé des structures de coordination : les Comités de coordination hospitalo-universitaires. S'y ajoutent des organismes qui, se superposant aux établissements avec leur assentiment, organisent des activités communes comme le font les services centraux de l'AP à Paris : les Syndicats et groupements inter-hospitaliers ayant en particulier pour mission la formation professionnelle. La commission médicale consultative d'hôpital prend le nom de commission d'établissement. A partir de 1974, des établissements hospitaliers privés à but lucratif peuvent aussi participer au service public hospitalier. La réforme organise la planification nationale et régionale sectorisée. La législation hospitalière nationale s'inscrit dans des plans, cartes et schémas opérationnels tenant compte du caractère géographique de l'organisation politique et administrative française, notamment des pouvoirs des maires, de leurs responsabilités assurées depuis quatre siècles en matière sociale et médico-sociale. Le VIIème plan (1975-1980), met l'accent sur le développement des services d'études et de prévision. En 1975, est créée une Commission nationale de l'équipement sanitaire et social. Derrière ces réformes n'y a-t-il pas l'exemple AP à Paris ? Le malade a toujours le libre choix de son praticien et de son hôpital.

- 1970 - Sous-traitance. ET QUALIFICATION

En raison des difficultés de recrutement du personnel, à l'exception des membres du corps médical et pharmaceutique, aussi à cause des taux de l'absentéisme lié aux surcharges de travail et à de multiples causes sociales, l'AP à Paris commence à privatiser la gestion de ses ressources humaines. Si elle peut sous-traiter pour faire des économies "d'échelle", elle ne peut délocaliser : ses activités médicales sont de proximité. Début de la mise sur le marché par les sous-traiteurs de propositions séduisantes, la sous-traitance se développe dans le secteur porteur et concurrentiel de l'hôtellerie. Une main d'oeuvre hôtelière ne remplissant pas les conditions de recrutement dans le secteur public, est embauchée à coût moindre dans le secteur privé. Ce qui conduit les gestionnaires hospitaliers soit à sous-traiter (ménage, repas, etc...) soit à repenser avec le personnel les pratiques de travail, à les réorganiser pour en diminuer le coût tout en améliorant la qualité. Quelle que soit la solution retenue, les changements qui en résultent nécessitent des actions d'organisation ou de reconversion et dans les deux cas de formation. Mais surtout, la sous-traitance ne peut mettre en péril les sécurités médicales, technologiques et épidémiologiques. Les savoirs rigoureux sont la raison d'être du personnel de l'hôpital dans toutes les disciplines. Une question commence à se poser : faut-il privatiser la formation comme de nombreuses responsabilités, la confier par contrats à des entreprises sous-traitantes ? Les organismes susceptibles de répondre à cette demande n'existent pas encore car les gains à en attendre sont aléatoires ; de plus il y a peu de formateurs non hospitaliers maîtrisant les pratiques hospitalières dans leurs dimensions techniques et humaines. Une question se pose : les séminaires "offerts" à titre commercial par des "fournisseurs", ayant le caractère de cadeaux d'entreprise peuvent-ils être acceptés ? L'AP à Paris interdit ces interventions sous toutes leurs formes mais est-elle suivie ?

- 1970 - Recherche en soins infirmiers. PUBLICATIONS.

Comment soigner ? En prenant en charge le malade dans sa globalité, ses soins techniques mais également l'incidence psychologique et sociale de la maladie. Elaboration au niveau mondial de théories de soins, de démarches de soin, du diagnostic infirmier. Enseignement intégré à l'AP à Paris dans les formations initiales et continues. Nombreux articles écrits par des infirmières. Des associations, collèges, collectifs et fédérations se créent, certains regroupent les infirmières exerçant dans des disciplines médicales spécialisées dans le but d'effectuer des recherches destinées à améliorer les pratiques de travail. Des circuits de recherche mondiale se créent avec toutefois l'obstacle de la langue mais avec la participation active des pays de langue française en particulier du Québec au Canada.

- 1971 - L'école d'infirmières de bloc opératoire. RÉOUVERTURE.

Création du certificat d'infirmière de salle d'opérations (puis de bloc opératoire). L'AP à Paris réouvre son école (dite des panseuses) fermée depuis 10 ans en l'absence jusque-là d'une reconnaissance ministérielle de la discipline. L'école a la lourde responsabilité de préparer les infirmières au nouveau diplôme mais également de conduire des sessions de perfectionnement à l'intention des infirmières intégrées dans le nouveau cadre par mesure transitoire. Les nominations et promotions à l'ancienneté et au choix du personnel de toute discipline vont être désormais suivies d'un temps de formation. La formation initiale est mise à jour par la formation continue, les mêmes animateurs enseignants étant à l'AP à Paris animateurs de l'une et de l'autre. Les formations scolaires initiales progressent en contenus et méthodes par la formation des adultes, grâce à la double casquette (aptitude) des enseignants.

- 1971 - Les SMUR ET SAMU. FORMATION À L'URGENCE.

Alors que progressent les thérapies de réanimation, que se créent partout dans les hôpitaux des unités spécialisées de soins intensifs, de réanimation, des salles de réveil, des centres de grands brûlés, des centres antipoisons, de détresse mentale, etc..., la loi du 24 décembre crée les SAMU (services d'aide médicale urgente) au sein des SMUR des centres hospitaliers. Leur rôle est de sauver les malades graves et blessés là où ils sont. L'AP à Paris (professeur Cara, hôpital Tarnier puis Necker) a organisé les toutes premières antennes mobiles médicalisées dont le modèle va être reproduit dans le monde entier y compris celui de la formation du personnel. Les missions des SAMU sont précisées par une loi de 1985. En 1966, la Protection civile a créé un brevet national de secouriste. L'apprentissage des gestes qui sauvent est également assuré par la Croix rouge, l'Ordre de Malte, les gendarmeries, etc...

- 1972 - Premier bilan de la formation continue. POURQUOI ?

Les premiers bilans mettent en évidence l'énorme effort que l'AP à Paris et son personnel doivent encore accomplir pour faire évoluer vers la perfection la qualité de ses services et se moderniser avec le concours des médecins, du personnel et des organismes représentatifs, en particulier syndicaux. Les bilans ont secondairement pour but d'évaluer le degré de satisfaction du personnel, les actions n'ayant d'intérêt que si elles sont suivies et aboutissent à une amélioration du climat social et des pratiques de travail. Les évaluations sont aussi, bien entendu, destinées à mesurer l'impact de la formation sur la qualité hospitalière. Elles sont effectuées tant avec les participants qu'avec les conseillères hospitalières praticiennes animatrices des changements dans les pratiques de travail. En 1972 déjà, 8 000 agents ont suivi sur le temps de travail un ou plusieurs cycles de préparation à un concours ou un perfectionnement. Ce chiffre ne comprend pas les agents effectuant des études dans les écoles de cadres, de techniciens et d'infirmières au titre de la formation professionnelle ni les élèves aides-soignants. L'AP à Paris consacre déjà 4,5% de sa masse salariale aux formations initiales et continues. Les bilans sont également destinés à mesurer l'efficacité des méthodes pédagogiques mises en oeuvre, privilégiant le dialogue en petits groupes ; tous les formateurs partent du savoir de leurs étudiants, les aident à accomplir un trajet pédagogique d'acquisition des connaissances correspondant au savoir espéré. L'impact des cours préparatoires sur les résultats des concours est évaluable en stastistiques. Il est bon.

- 1972 - Numérus clausus. COUPERET OU SÉLECTION.

Institution d'un numérus clausus national déterminant le nombre des étudiants pouvant être admis en deuxième cycle des études de médecine (2ème année), compte tenu des moyens d'enseignement des 36 unités de formation et de recherche (UFR) des CHU en France et afin d'éviter une future paupérisation engendrée par des sureffectifs professionnels tout en espérant freiner le coût de l'assurance maladie, lié à la prescription. La loi du 12 juillet 1980 détermine les modalités de fixation du nombre des étudiants ou élèves admis à entreprendre des études conduisant aux diplômes des professions paramédicales en fonction des besoins de la population et aussi des inégalités géographiques constatées en matière d'espérance de vie.

- 1972 - Pilotage, TABLEAUX DE BORD, ANALYSE DE GESTION, MANAGEMENT.

Un mot nouveau est entré dans le vocabulaire hospitalier : management comptable. Perfectionnement des directeurs aux techniques de gestion passant au microscope administratif la formation des coûts en recettes et dépenses : analyse économique et stastitique ; maniement des outils financiers : budgets de service, comptes, bilans, techniques quantitatives, analyse et contrôle de gestion, recours dans ce but aux chiffres fournis par les bureaux des prix de revient. Les tableaux de bord d'activité et de moyens et les indices de productivité permettent de comparer les dépenses des services de même spécialité. Utilisation aussi d'indicateurs de qualité, pourcentages, normes, etc... Lutte contre les surcoûts constatés, recherche des bonnes pratiques. Sont en hausse principalement, outre les dépenses de personnel, celles des laboratoires et de la pharmacie. Par ailleurs, le poids de l'enseignement médical et de la recherche dans les prix de revient est peu transparent.

- 1972 - Plus de responsabilités. ANALYSE DE FONCTIONS ET FORMATION.

D'où viennent les surcoûts et quelles solutions envisager pour éviter leur persistance. Première réponse : responsabiliser. La déconcentration administrative et financière des services centraux de l'AP à Paris vers ses établissements, commencée dans les années 1930 mais alors limitée à l'attribution de logements au personnel et aux petits achats, se poursuit. Une réglementation interne accroît les pouvoirs des directeurs d'établissements dans le sens d'une plus grande autonomie principalement financière. Le décret du 27 octobre 1975 rapproche l'organisation administrative et financière de l'AP à Paris du régime hospitalier de droit commun. Chaque établissement ou groupe d'établissements est dirigé sous l'autorité du directeur général par un directeur investi par délégation de pouvoirs de décision, il est assisté d'une commission de surveillance consultative. L'implication plus complète de l'équipe de direction dans le management et l'équilibre financier de son établissement l'amène à s'interroger sur son perfectionnement continu, elle peut de moins en moins s'abriter derrière les services centraux et l'inspection qui ne lui servent plus de parapluie. Inséré dans les structures centrales de la Direction du personnel, le Service de l'enseignement et du développement dispose lui aussi d'un budget spécifique ; les directrices d'écoles dépensent les enveloppes de crédits qui leur sont allouées sur des critères égalitaires. L'enseignement a un coup et chaque enseignant en est conscient.

- 1973 - Portes ouvertes. SUR LA VILLE ET LE PERSONNEL.

La relation de toute l'institution avec les malades progresse en même temps que sa relation avec son personnel responsable et majeur lui aussi. Car elle ne peut être humaine que si tous les professionnels évoluent dans leur attitude à l'égard des malades et les "hiérarchiques" à l'égard du personnel. Pour réduire le déficit d'information du public et la persistance du souvenir de l'hôpital caserne, sont organisées des visites accompagnées de conférences démythifiant la médecine, le séjour et le personnel. Témoin des progrès réalisés, ce dernier peut-il devenir l'ambassadeur promotionnel de son outil du travail alors qu'il est souvent le premier témoin de ses imperfections ? Se fondent des associations de malades, est créé un livret d'accueil, les malades "clients" sont invités à répondre à des questionnaires sur leurs conditions de séjour et de soin. Sont-ils satisfaits de la qualité ? L'AP à Paris a fait sienne les techniques du marketing. Et la principale solution à tous les dysfonctionnements est toujours : faire prendre conscience par l'information et la formation de ce qui ne va pas et que l'institution ne peut résoudre qu'avec le concours des professionnels.

- 1973 - Coordination nationale des professions paramédicales. SYNERGIE EN SANTÉ.

Comment coordonner des professions qui ont toutes pour objectif le soin mais que les progrès de la médecine ont fait éclater en professions distinctes, spécialisées ? Ne faut-il pas construire les professions de santé pour le malade au moins autant que pour elles-mêmes ? Les conseils paramédicaux nationaux sont restructurés, le décret du 14 septembre crée un Conseil supérieur des professions paramédicales dont les anciens conseils deviennent des sections. Des professions se sont ajoutées depuis le milieu du siècle à celles d'infirmière, d'infirmière psychiatrique et de puéricultrice : aide-soignant, aide-dermatologiste, aide-puéricultrice, aide-anesthésiste, aide médico-psychologique, ambulancier, audioprothésiste, diététicienne, ergothérapeute, laborantin d'analyse médicale, manipulateur d'électroradiologie, masseur-kinésithérapeute, opticien-lunetier, orthoptiste, pédicure, psychorééducateur (psychomotricien) orthophoniste, rééducateur dyslexique, secouriste. Le code de la santé réglemente ces professions, organise leurs études et définit leur statut hospitalier.

- 1973 - Création d'un certificat de capacité d'ambulancier. SAVOIR DÉPLACER LES MALADES.

Extension de la demande de transports et parallèlement des entreprises d'ambulances. Formation des ambulanciers au déplacement des malades et blessés et au respect du code de la route. Le Syndicat inter-hospitalier de l'Ile-de-France en principal spécialisé dans les actions de formation du personnel des établissements publics ne faisant pas partie du groupe AP à Paris, ajoute à son "capital écoles" une école qui forme avec des écoles de statut privé les ambulanciers de l'AP à Paris.

- 1973 - Modernisation du journal d'entreprise. INFORMER LE PERSONNEL.

Nouvel investissement destiné à faire connaître principalement au personnel, la vie de l'AP à Paris, l'actualité en santé, les évènements grands et petits avec recours aux illustrations et témoignages. La revue de l'AP à Paris prend le nom d'"Assistance publique-actualités", afin d'en faire un document plus pédagogique d'information sur la vie de l'entreprise au quotidien, ses projets, son évolution, son énergie créatrice maîtrisée dans tous ses domaines d'activités.

- 1973 - Un Centre de documentation pédagogique à l'AP à Paris. DOSSIERS THÉMATIQUES.

Révolution dans les tâches de bureau de gestion et de communication : le registre, beaucoup de fichiers et surtout le papier carbone des dactylographes n'ont plus leur raison d'être. La photocopieuse facilite la diffusion de l'écrit. Se multiplie l'édition professionnelle écrite et audiovisuelle relative au soin et à l'hôpital, diffusant des revues, périodiques, articles de grande presse, thèses, mémoires, fascicules, publications, livres, comptes rendus de colloques, forums, conférences, congrès, salons, journées de réflexion, symposiums, films, etc..., abordant les savoirs scientifiques, techniques, relationnels, pédagogiques, organisationnels et financiers. Face à cette poussée de l'écrit à diffuser et à lire, l'AP à Paris ouvre à l'hospice Debrousse un centre de documentation à mission pédagogique. Son rôle est de mettre, en la commentant dans des dossiers thématiques supports d'actions de formation, cette information à la disposition des professionnels des établissements et des écoles : élèves, personnel et chercheurs. Première directrice, madame Ladoué, monitrice. La circulation mondiale de l'information et du questionnement par la télématique numérisée créent vingt ans plus tard un nouvel outil pédagogique de communication télé-soignant et gestionnaire. Tous les agents des hôpitaux et les étudiants sont les clients potentiels de la messagerie interactive spécifique. Le Centre de documentation transféré dans les locaux de l'Ecole de cadres alimente sur Intranet (en attendant Internet) la banque mondiale des points de vue, des réflexions et des pistes d'innovations expérimentées ou non en santé.

- 1974 - Au delà des frontières. EXERCICE DES PROFESSIONNELS DANS LA CEE.

Se développe le droit européen fixant en santé les obligations des gouvernements et des professionnels. Dès 1967, est établi le principe de la mobilité au sein de la Communauté économique européenne (CEE). En 1974, la France ratifie l'Accord européen sur l'instruction et la formation des infirmières après avoir en 1972 porté la durée des études de deux ans à 28 mois. L'assimilation des diplômes est un moyen efficace de favoriser la construction de l'Europe. Des accords ratifiés en France par le Parlement ont valeur de lois, déterminent les conditions selon lesquelles les professionnels titulaires des qualifications exigées peuvent exercer dans l'ensemble de la CEE. Toutefois, la nationalité française continue à être exigée pour les recrutements du personnel titulaire des services et établissements publics. Sont également ratifiées la Charte sociale européenne et la Convention de pharmacopée. "Toute personne a le droit de bénéficier de toutes les mesures permettant de jouir du meilleur état de santé qu'elle puisse atteindre" ; la législation des Droits de l'Homme en santé progresse par l'Europe économique préparant l'Europe de la Paix et l'Europe sociale.

- 1974 - Les éléments du dossier médical communiqué par le médecin. LA CHARTE DU MALADE.

Objectifs : mettre davantage de transparence humaine et déontologique, d'éthique, dans les rapports de tous les personnels avec les malades et les familles. Décret du 14 janvier relatif aux conditions d'accueil, de séjour, de communication du dossier du malade hospitalisé ou consultant. Egalement, la finalité est d'accentuer l'humanisation des conditions de vie à l'hôpital en particulier en long séjour ; l'AP à Paris programme la fin des hospitalisations en dortoir. Toutes ces notions sont intégrées dans les codes de déontologie des professionnels. Et dans les actions de formation qui vont progressivement aborder tous les aspects de la relation éthique. Mais les prestations "informatives" sont depuis toujours à l'hôpital en retrait par rapport au secteur privé. Les médecins ont longtemps manqué de temps pour aller d'un malade à l'autre ; les sondages ne disent pas si les malades des secteurs hospitaliers privés sont mieux informés . En 1975, la Déclaration de Tokyo (OMS) stipule à propos de la recherche scientifique : "les intérêts de la science et de la société ne doivent jamais prévaloir sur le bien du sujet". Des perfectionnements de surveillantes générales sont consacrés à l'humanisation.

- 1974 - Le Service de santé des armées. PUBLIC ET FORMATEUR.

Les hôpitaux des armées sont insérés dans le service public hospitalier, ils participent à toutes les actions de formation initiale et continue des étudiants des universités et instituts de santé ainsi qu'à la recherche scientifique, à l'éducation pour la santé et à la prévention. A Paris l'hôpital d'Instruction du Val de Grâce aménagé dans de nouveaux locaux prend une part active à la formation professionnelle, les infirmiers militaires sont préparés à l'obtention du diplôme d'Etat.

- 1975 - 7 000 élèves infirmières à l'AP à Paris. DES AGENTS SACHANT TRAVAILLER DANS DES HÔPITAUX MODERNES.

Dans les écoles d'infirmières de l'AP à Paris, 7 000 élèves sont en formation dont 25% d'agents hospitaliers et aides soignants effectuant des études au titre de la promotion professionnelle, en continuant à percevoir leur salaire et 75% des élèves sont maintenant bacheliers. Alors que dans de nombreuses régions, des hôpitaux n'ont pu être ouverts faute d'infirmières, tous les nouveaux établissements de l'AP à Paris sont mis à la disposition du public dès la fin des travaux. Grâce à l'effort considérable des équipes enseignantes de ses écoles. Selon des procédés modulaires, 7 écoles supplémentaires sont édifiées en 3 mois à Saint-Louis, Albert Chenevier, Paul Brousse, Necker, Corentin Celton, Fernand Widal et Claude Bernard. Cinq écoles sont agrandies à Saint-Lazare, Cochin, Bicêtre, Saint-Antoine et Tenon. Deux écoles ouvrent en même temps que l'hôpital à Louis Mourier et à Jean Verdier. Grand formateur d'infirmières l'AP à Paris contribue à l'évolution sociale de la profession.

- 1975 - La formation continue hospitalière. RENDUE OBLIGATOIRE PAR DÉCRET.

L'AP à Paris a devancé la loi de près de cent ans. En 1971, le législateur a fait obligation à tous les employeurs en France de financer à hauteur de 1% au moins des masses salariales, la formation professionnelle continue, élément de l'éducation permanente distincte de la formation initiale. Sa finalité est de permettre à chaque professionnel de maintenir ou de parfaire sa qualification, de se préparer à une promotion ou à une reconversion professionnelle. Le plan annuel de formation doit être soumis au Comité technique paritaire. Les premières actions de formation avec les mêmes objectifs datent à l'AP à Paris de 1878. Le décret du 16 juin 1975, complété par un arrêté ministériel et une circulaire précisent les modalités d'application de la formation continue dans les établissements publics d'hospitalisation. Initiée à l'origine par des médecins pour améliorer la qualification médico-technique du personnel, elle est devenue un des éléments de la politique de développement de l'AP à Paris, soutenue par les organisations syndicales.

- 1975 - Un même certificat cadre soignant. LA SURVEILLANTE, PÉDAGOGUE INSTITUTIONNELLE.

L'école de cadres de l'AP à Paris est depuis 1966 installée à la Salpêtrière dans des bâtiments adaptés dont la surface est doublée en 1976. Le nombre des infirmières en formation de responsable d'équipes soignantes a suivi le rythme prévu, 75% du personnel cadre infirmier exerçant dans les établissements de la grande institution est diplômé. Leur double responsabilité, celle du management de l'unité de soin et de la formation (du personnel et des stagiaires) est concrétisée par la création nationale d'un diplôme cadre infirmier commun à la fonction de surveillante et à celle de monitrice. Il est difficile d'être responsable d'une équipe de travail qui, de plus, reçoit toute l'année des stagiaires sans posséder une culture pédagogique étendue. La fonction cadre est une fonction pédagogique. La relation avec les malades et l'éducation pour la santé sont aussi de nature pédagogique.

- 1975 - Formation supérieure. L'AP À PARIS ET L'UNIVERSITÉ PARIS-DAUPHINE EN PARTENARIAT.

L'AP à Paris crée au sommet, non hiérarchique, de son capital enseignement l'échelon de formation supérieure non médicale du niveau de la maîtrise qui lui manque. Il n'existe aucune passerelle entre les filières de formation infirmière ou technicien paramédical et celle de médecin. En 1966, les Hospices civils de Lyon ouvrent, en partenariat éducatif avec l'Université, une Ecole Internationale d'enseignement supérieur infirmier, perçue comme permettant de réduire le positionnement éducatif entre médecins et non médecins. En 1975, l'AP à Paris ouvre à la Salpêtrière, par convention avec l'Université Paris IX Dauphine, un Institut d'enseignement supérieur de cadres hospitaliers (IESCH). Le rôle assigné à l'IESCH est d'enrichir le savoir spécifique de tous les personnels d'encadrement en complétant leurs compétences et aptitudes à faire vivre les équipes productrices dans tout l'hôpital. Le volume du savoir de base à posséder ne serait-ce qu'en droit, économie et sociologie est considérable.

- 1975 - Deux savoir-faire. THÉORIQUE DE L'UNIVERSITÉ, PRATIQUE DE L'AP À PARIS.

L'Université apporte le savoir général et l'administration hospitalière, le savoir professionnel. Sont admis à l'IESCH, sur concours de contrôle des connaissances, les candidats titulaires de diplômes du troisième cycle dont une majorité de surveillantes possédant par équivalence le certificat cadre infirmier. Madame Yvette Spadoni, responsable antérieurement de l'Ecole de cadres, prend une part active à la définition des programmes et des démarches pédagogiques. La première promotion compte vingt étudiants. Sont dès ce moment organisés une préparation au concours d'entrée et des sessions de perfectionnement. Les enseignements se développent en diversifiant les thèmes universitaires. Sont organisés des formations d'experts en soins infirmiers (UFR de Bobigny), de formateurs en soin (Université Dauphine), de philosophie et éthique (Université de Marne-la-Vallée).

- 1975 - Les infirmières générales. DANS LES ÉQUIPES DE DIRECTION.

Création au plan national du grade et du statut d'infirmière générale (IG). La filière promotionnelle des infirmières de l'AP à Paris devient l'école de cadres (préparant à la fonction de surveillante) puis l'IESCH (préparant à la fonction de surveillante générale) puis le concours d'IG adjointe. Les surveillantes générales assurant depuis 1964 les responsabilités de conseillères hospitalières sont intégrées dans le nouveau cadre des IG. La fonction est pour la qualité hospitalière un atout majeur et pour la profession une reconnaissance de la place des infirmières tant dans les rouages hospitaliers que dans toutes les structures de santé. Elles entrent dans les organismes gestionnaires et consultatifs, sont représentées à la Commission médicale d'établissement (centrale) où siège une infirmière générale et dans les comités consultatifs médicaux (locaux).

- 1975 - Interruption volontaire de la grossesse. FORMATION.

Elément de la politique familiale et de lutte contre les graves risques des pratiques des "faiseurs d'anges", est promulguée la législation de planification des naissances. En 1972 ont été créés des établissements d'information et de consultation dénommés centres de planning et d'éducation familiale. En 1980 (décret d'application du 26 octobre), les connaissances relatives à l'accueil informatif pour une éducation à la vie sont intégrées dans les actions de perfectionnement de l'Institut de formation des travailleurs sociaux de l'AP à Paris.

- 1976 - Continuité des soins. DOSSIER INFIRMIER.

Les professionnels créent de nouveaux outils de sécurité des soins. La question des documents indispensables à la mémoire de la prescription et à la transmission des informations entre les équipes, le dossier de malade, a fait l'objet de nombreuses décisions administratives ; depuis la fin du XVIIIème siècle des pancartes sont dans ce but accrochées au pied des lits. Comment suivre sans risque d'erreurs l'enchaînement dans le temps des tâches effectuées successivement par plusieurs professionnels à chaque malade ? Fin des cahiers de salle dits de visite, de transmission et de rapport. Première expérience de mise en place d'un dossier infirmier individuel (centre hospitalier Emile Roux). Initiative de sécurité expérimentée par les cadres infirmiers, sans loi ni règlement impératif.

- 1976 - Temple des technologies et des nouveaux médicaments. CONNAISSANCES À ACQUÉRIR.

En 1975 sont créées une Commission nationale permanente de biologie médicale et une Commission nationale de pharmacopée. Les technologies de pointe bouleversent les qualifications professionnelles : techniques d'anesthésie et réanimation, matériel opératoire électrique et électronique, scanners, gamma-caméras, télécobalts, monitorings, échographes, accélérateurs de particules, angiographes numérisés, appareils d'hémodyalise, d'explorations cliniques, analyseurs chimiques, physiologiques, génétiques, de traitement et surveillance, lithotripteurs, imagerie par résonance magnétique, robotique, électronique, télémédecine etc... L'achat et l'entretien de ce matériel coûteux entraînent l'extension du corps des ingénieurs de l'AP à Paris. De nouvelles classes de médicaments sont découvertes (chimiothérapie moléculaire, etc...). Toutes connaissances médicales et scientifiques qui entrent dans la formation initiale et doivent rapidement être intégrées dans les filières soins et médico-techniques par des actions de perfectionnement, d'actualisation des connaissances. La formation continue doit vivre au rythme du changement sans décalage.

- 1976 - Pratiques à haut risque. ÉVOLUTION DES PROTOCOLES DE SOINS.

Une chose est de dire ce qui est dangereux, une autre est de savoir changer des pratiques obsolètes. Comment passer sans délai des découvreurs aux professionnels ? Par quels circuits ? Les changements de pratiques nécessitent un changement des savoirs théoriques et pratiques. L'un ne va pas sans l'autre. Un grand nombre d'actes sont à haut risque notamment anesthésiques, transfusionnels et toujours la contagion bactériologique. Ils ne peuvent être pratiqués avec sécurité que par des professionnels possédant une totale qualification en permanence actualisée. Une abondante législation protège le malade, réglemente les pratiques de travail, la consultation de commissions et conseils de vigilance. Création progressive, dans les dix ans à venir, à l'AP à Paris, à l'Administration centrale et dans ses établissements de structures médicales et médico-administratives spécialisées composées d'experts (sécurité, hygiène, soins infirmiers, alimentation, pharmaco-vigilance, hémovigilance, sida, etc...). Auxquelles s'ajoute le haut risque financier. Réflexion permanente sur les bonnes pratiques et protocoles de tous les soins. Intégration prioritaire de ces savoirs dans les programmes des formations initiales et continues.

- 1976 - Formation initiale et formation continue. DOUBLE MISSION DES ÉCOLES PARAMÉDICALES.

Les pôles de formation initiale ont vocation à devenir à l'AP à Paris des pôles de formation continue. Il n'y a pour chaque professionnel qu'un savoir à mettre en application, celui scientifique du présent, de l'actualité prouvée, référente. La loi, les décrets ne sont pas des sciences, il est risqué d'attendre leur sortie pour mettre fin à des pratiques dangereuses. Les formateurs des écoles ne peuvent que posséder un savoir à jour. Les écoles de sages-femmes, de techniciens, manipulateurs de radiologie, laborantines, infirmières aides d'anesthésie, infirmières de salles d'opération, masseurs-kinésithérapeutes de l'AP à Paris ainsi que l'Ecole de service social ont ouvert des sections actives de perfectionnement technique et relationnel (journées, conférences, semaines, cycles, séminaires, etc...) dont certaines pluri-disciplinaires. Ainsi que l'Ecole de cadres et l'Institut d'enseignement supérieur des cadres hospitaliers. Les enseignants doivent actualiser leur savoir avant même que le ministère ait actualisé les programmes.

- 1976 - La formation continue. ELLE EST ADOPTÉE PAR LE PERSONNEL.

Toujours plus de participants aux actions de formation continue. Sur un effectif de 60 000 agents (non compris 8 000 médecins et pharmaciens), 10 855 professionnels suivent en 1976 au moins une action de formation continue à l'intérieur ou à l'extérieur de l'AP à Paris. Y participent 76% des surveillantes générales, 57% des laborantines, 43% des assistantes sociales mais seulement 17% des infirmières, des aides-soignants et des agents hospitaliers et moins encore, 12% du personnel administratif. Le Centre de perfectionnement du personnel hospitalier, maintenant installé à la Pitié (rue Jenner), propose 45 actions se déroulant dans ses locaux. Il anime également 12 actions de gériatrie dans des établissements de long séjour. Il a, entre autre, pris en charge la formation au secourisme des brigadiers de la préfecture de police et le perfectionnement des infirmières de l'hôpital du Caire (Egypte).

- 1976 - Conventions de coopération. PARTENARIAT PUBLIC ET PRIVÉ EN FORMATION CONTINUE.

Au plan national, deux associations hospitalières se créent pour accélérer et orienter sur les contenus et les méthodes le développement de la formation continue obligatoire. Ce sont en premier lieu des organismes de conseil et non de contrôle ou d'inspection. Ils sont composés de représentants du ministère de la santé, des hôpitaux et des organisations syndicales. Leur rôle est de promouvoir la formation professionnelle et personnelle des agents. Elles proposent des démarches d'animation de la formation continue hospitalière ainsi que des programmes. Sont créées l'ANFH pour le personnel non médical, l'AFMHA pour les médecins. Associations auxquelles adhère l'AP à Paris.

- 1976 - Développement d'un pôle imagerie. RÉTRO-PROJECTEUR, VIDÉO.

Après la photographie, le film et le rétroprojecteur, la vidéo révolutionne l'accès à l'information et rend plus attractive sa diffusion. Comment développer l'audiovisuel support de formation sinon en produisant des documents pédagogiques spécifiques qui n'existent pas sur le marché récent de la vidéo. Se commercialisent caméras et magnétoscopes. Dans les locaux de l'Ecole des infirmières de la Salpêtrière est aménagé à titre expérimental un petit Centre vidéo où trois enseignants, infirmiers et manipulateur de radiologie commencent à tourner. Et à constituer une vidéothèque, tous documents à la disposition de tous et fortement utilisés dès l'origine. En 1980 sont réalisées les premières expériences d'enseignement assisté par ordinateur (EAO). En 1997 a lieu le premier Festival audiovisuel du Centre de l'image de l'AP-HP. Présentant de nombreux documents sur les savoirs et pratiques scientifiques et soignants.

- 1977 - Une obligation professionnelle. PRÉVENIR.

Les professionnels de la santé s'interrogent sur les méthodes pédagogiques à mettre en oeuvre pour sensibiliser le plus grand nombre possible de personnes au risque maladie, les prévenir. Une presse spécialisée se développe. Tous les professionnels sont désormais des éducateurs en santé. Selon l'Organisation mondiale de la santé (OMS), les actions de prévention doivent combattre les facteurs agissant en négatif sur la santé. Elles sont primaires (éducatives), secondaires (dépistage du risque) et tertiaires (éviter les complications et rechutes). La prévention de dépistage et éducative, d'aide à la lutte contre les fléaux sociaux, se développe dans les établissements de l'AP à Paris. Se créent des associations spécialisées dans l'éducation pour la santé intervenant également à l'extérieur notamment dans les établissements scolaires.

- 1977 - Ecoute syndicale centrale et locale. ATOUT POSITIF.

Le plan annuel de formation continue de l'AP à Paris est soumis pour la première fois à l'avis du Comité technique paritaire central qui vient d'être créé. La politique de formation entre dans le dialogue syndical qui l'enrichit. En fait toute la fonction direction passe du profil autoritaire à l'écoute et au dialogue constructif tant avec les partenaires institutionnels (syndicats, associations) lors des audiences, entretiens et réunions, qu'avec l'ensemble du personnel par la création de lieux d'expression des opinions et de discussion. Le comité central et les comités techniques locaux sont consultés notamment sur le bilan social et la formation du personnel, documents publiés.

- 1977 - Nouveau président de l'AP à Paris. LE MAIRE DE LA CAPITALE.

Le statut politique et juridique de la Ville de Paris est rapproché du régime de droit commun. Est créée la fonction de maire de la capitale élu par le Conseil municipal, représentant démocratique des parisiens. Comme dans tous les hôpitaux publics de France, le maire de Paris préside le Conseil d'administration (CA) de l'AP ou confie cette mission à un adjoint. Le CA définit la politique générale, les prévisions d'activité, les missions et plans. Le préfet de l'Ile de France conserve une présence consultative, il demeure l'oeil du gouvernement. Apparaît plus directement le rôle au service des parisiens de la municipalité présidente du lieu de décision donc détentrice des choix politiques. Le directeur général, fonction administrative d'action et de dialogue, a la responsabilité de gérer l'institution au quotidien. Il fait préparer par ses services, les projets de gestion et d'évolution soumis à délibération du CA : plans stratégiques annuels ou pluriannuels et financiers, bilans. Les décisions du conseil demeurent sous tutelle financière ministérielle. L'évolution politique du fonctionnement de l'AP à Paris n'ôte rien à la mission scientifique de l'institution donc à la place que tiennent les médecins et le personnel dans tous les rouages décisionnels et gestionnaires.

- 1978 - Les micro-ordinateurs. CRÉATION D'ATELIERS DE FORMATION À LA GESTION INFORMATISÉE.

Le personnel de l'AP à Paris entre dans l'ère de la micro-informatique médicale et de gestion. La miniaturisation électronique bouleverse les systèmes de transmission, de lecture, de traitement et de mémorisation de la messagerie de toute nature. Le personnel va ranger le stylo et le papier, découvrir le micro-ordinateur, les écrans et claviers, le mémorisé, le numérique, l'imagerie, les disquettes, les logiciels, les circuits intégrés, imprimantes et automates. Tous les services de l'hôpital s'équipent progressivement en particulier les services médicaux et médico-techniques, aussi les bureaux et services généraux. Le micro-ordinateur est partout, valorise le personnel initié et inquiète les agents qui craignent de voir leurs pratiques de travail changer. D'où un incontournable et complexe problème de formation à résoudre rapidement. En mettant l'accent sur la loi informatique et liberté qui garantit la confidentialité, une autorisation préalable à l'ouverture de tout fichier est exigée. En 1980, l'AP à Paris équipe à la Salpêtrière un atelier d'initiation du personnel à l'informatique.

- 1978 - La loi définit les responsabilités de l'infirmière. IMPORTANT RÔLE PÉDAGOGIQUE DE LA SOIGNANTE.

Mise à jour juridique des responsabilités de la soignante. La loi du 31 mai attribue à l'infirmière un rôle propre et une responsabilité d'éducatrice. Elle "participe à différentes actions en matière de prévention, d'éducation de la santé et de formation ou d'encadrement". Selon le décret d'application du 12 mai 1981 modifié le 17 juillet 1984 : "la fonction comprend l'analyse, l'organisation et l'évaluation des soins infirmiers dispensés sur prescription médicale, ou relevant de son rôle propre". Egalement, "elle participe ou collabore à la formation initiale ou continue dans le domaine de la santé, notamment à l'encadrement des stagiaires en formation". S'y ajoutent différentes actions concernant l'encadrement et la prévention en matière de santé et d'hygiène ainsi que l'application et la promotion des mesures de lutte contre l'infection et la contagion. Les germes pathogènes anciens et nouveaux à l'origine de la formation des infirmières continuent cent ans plus tard à défier les professionnels de la santé et toute la population.

- 1979 - Les études d'infirmière. ORGANISÉES EN MODULES. DÉONTOLOGIE.

L'orientation pédagogique des études paramédicales vise l'acquisition de capacités à faire et à être : connaissances techniques, aptitude à l'écoute et au dialogue, à la communication dans toutes ses formes. Toutes les mutations scientifiques, sociologiques et juridiques des professions se répercutent sur les programmes de formation initiale. Après avoir évolué vers une meilleure connaissance de l'homme sain puis ajouté l'entraînement à la création de documents, notamment par la réalisation d'un mémoire en fin de scolarité ; les études d'infirmières sont organisées en 9 modules, leur durée est portée à 33 mois. L'accent est mis sur l'observation des règles déontologiques ; selon le code de déontologie médicale, il appartient au médecin de veiller à ce que les personnes qui l'assistent soient instruites des obligations du secret professionnel. Il doit également obtenir le respect des règles d'hygiène et de prophylaxie. Ce sont non seulement les auteurs de fautes mais également les personnes chargées de l'encadrement qui font l'objet de procédures disciplinaires outre les procédures pénales. Les directrices des écoles d'infirmières sont responsables de la vérification des aptitudes des élèves à accomplir les actes infirmiers susceptibles de leur être confiés lors des stages. La loi du 12 juillet relative à l'exercice de la profession d'infirmière et d'auxiliaire médical institue des commissions régionales de discipline.

- 1979 - Rôle international des Hôpitaux de Paris. COLLABORATEURS DE L'OMS. FORMATION.

Début de la participation hospitalière de l'AP à Paris à la coopération internationale, d'aide au développement (équipement, gestion, maintenance, formation) dans la plupart des régions du monde. Création sous l'égide de l'AP à Paris de la Fondation Hôpitaux de France puis d'une direction des affaires internationales. L'AP-HP devient pour la France le centre hospitalier collaborateur de l'OMS. En 1996, elle crée une structure destinée à dynamiser ses activités au sein de la communauté européenne.

- 1980 - Connaître le coût de chaque pathologie. PROGRAMME DE MÉDICALISATION DES SYSTÈMES D'INFORMATION (PMSI).

Question de société : peut-on réduire les dépenses hospitalières sans réduire la qualité du service rendu à chaque malade ? Diminuer le coût de l'hôpital qui représente 50% des remboursements effectués par les caisses d'assurance maladie et qui augmente chaque année. Peut-on savoir ce que coûte une pathologie ? Début, aidées par l'informatique, des études sur la formation du coût du soin par pathologie (PMSI). Création de commissions et comités de rationalisation de la gestion hospitalière. Recherche de bonnes pratiques médicales. Se développe un marché industriel international et concurrentiel de la haute technologie en santé, du génie médical. Planification nationale et régionale de l'achat des équipements en santé. Développement des salons et forums professionnels pour la formation, l'information et la commercialisation des équipements hospitaliers. Est créée une commission d'assistance technique aux hôpitaux, les aidant à contrôler l'évolution de leurs coûts.

- 1981 - Développer la formation continue locale. EN FORMANT DES ANIMATEURS RÉFÉRENTS.

Ceci au meilleur degré d'impact et au moindre coût, en formant pour les besoins de chaque établissement, des formateurs praticiens-pédagogues issus du milieu de travail. Le développement des actions de FC dans chaque établissements nécessite la présence auprès du directeur du personnel et des infirmières générales, d'animateurs formateurs qualifiés. Ce qui conduit à définir la fonction formation continue dans l'hôpital : objectifs, moyens, démarche, formation de formateurs animateurs et coordonnateurs référents, acquérant la capacité d'analyser les besoins, d'élaborer les projets, d'animer et d'évaluer les actions. Responsabilités dont va se charger le Centre de perfectionnement du personnel hospitalier en aidant les formateurs d'établissement à construire, à animer et à évaluer les premières actions. Elément de la politique de développement de l'AP à Paris, la formation continue est désormais reconnue partout dans l'entreprise y compris par les organisations syndicales, pour sa capacité à accompagner les changements et pour chaque agent, comme moyen de valorisation, de perfectionnement professionnel, de mutation et de promotion.

- 1981 - Plaintes de malades. DÉFICIT RELATIONNEL.

Ces plaintes mettent en cause la qualité des soins et du séjour. Elles sont adressées aux directeurs, aux médecins et aux tribunaux nationaux et européens. Leur nombre augmente, en 1995, l'AP à Paris en reçoit 5 498 pour 1 million 400 mille malades admis en hospitalisation et 4 millions 600 mille en consultation. Elles font apparaître une insuffisance de dialogue, d'information, plus que des fautes médicales, des "aléas thérapeutiques" ou des insuffisances dans les conditions d'hospitalisation. En 1991, la loi érige en principe juridique l'obligation faite à l'hôpital de communiquer aux malades, "par l'intermédiaire du praticien qu'ils désignent, les informations contenues dans leur dossier". Les directeurs et le personnel sont par fonction les garants de tous les droits des malades pendant leur séjour aussi doivent-ils les connaître ; ils ne peuvent appliquer des ordres contraires aux lois et à leur éthique professionnelle même s'ils viennent des plus hautes autorités.

- 1982 - Ingénierie hospitalière. FORMATION CONTINUE DES INGÉNIEURS, DES OUVRIERS ET DE LA MAÎTRISE.

Le génie médical, les technologies les plus pointues, ont envahi l'hôpital. L'évolution de l'ingénierie hospitalière, de l'imagerie, des bio-technologies, de la communication et des techniques de travail numérisées dans les différents corps professionnels d'entretien de l'appareillage et des bâtiments exige la création de moyens de formation continue du personnel ingénieur, cadre et ouvrier de toutes disciplines. Ainsi que des cadres et personnel des services généraux centraux et locaux (cuisine, lingeries, etc...). Création par l'AP à Paris, à l'hospice de Bicêtre, d'un Centre de perfectionnement du personnel ouvrier (puis Centre de formations techniques et ouvrières, CFTO), dont l'animation est assurée par des cadres ouvriers formés à la pédagogie. Abordant tous les aspects qualitatifs des pratiques techniques de travail y compris leur organisation et assurant la préparation à tous les concours de maîtrise, de techniciens et d'ingénieurs.

- 1982 - Etudes de médecine. DAVANTAGE DE CULTURE GÉNÉRALE, PLUS GRAND NOMBRE D'INTERNES SPÉCIALISÉS.

Est créé un module de culture générale dans le premier cycle des études de médecine, il est "hyper sélectif". En 1984, le cursus des études est modifié, la sélection des internes est effectuée comme celle des médecins hospitalo-universitaires sur des modalités nationales, il est scindé en spécialités et organisé au niveau régional. Dernier concours de l'internat de l'AP à Paris. La sélection des généralistes, pivots de la médecine, se fait en marge des internats de spécialités. La filière des études de médecine ne comprend pas de diplôme d'études universitaires générales (DEUG) de santé comme dans tous les premiers cycles universitaires.

- 1983 - Transfert aux régions, départements et communes d'activités sociales. SANTÉ PUBLIQUE. SIDA

Comment faire fonctionner à plein régime la lutte contre les fléaux sociaux médicaux et non médicaux ? Un choix de politique sociale est fait : décentraliser les pouvoirs des ministres vers les pouvoirs des élus locaux, dans la majorité des cas les mêmes personnalités ; est-ce pour une plus grande efficacité des responsabilités de terrain ? La réforme entraîne de nouvelles répartitions des compétences de l'action épidémiologique, sanitaire, sociale et de santé publique entre l'Etat, les communes, les départements, les régions ; si l'ouverture d'hôpitaux se fait sans obstacle, leur fermeture se heurte au contraire à de sérieuses difficultés. Les autorités locales multiplient leurs structures administratives, consultatives et de coordination, les salles de réunions et bureaux. Les investissements en santé sont-ils rentables pour l'impôt donc pour le contribuable ? Si les investissements se font en argent, la prolongation de la vie des non producteurs est-elle rentable ? La médecine scolaire est transférée des services du ministère de la santé à ceux du ministère de l'éducation nationale. Peut-on multiplier les responsabilités sans s'assurer de la capacité, du savoir spécifique, des autorités politiques et administratives qui les exercent ? Peut-on trouver une réponse dans la triste hécatombe bactérienne mondiale du SIDA dont les scientifiques découvrent le virus et sa diffusion par le sperme, aussi par le sang des donneurs contagieux. Les risques pris par la mise sur le marché de produits de soin ou d'aliments biologiquement contaminés peuvent-ils être minimisés pour ne pas perdre d'argent ? L'argent prime-t-il sur la vie ? D'où la question clef : l'économie libérale du profit et la santé publique sont-elles compatibles ? Peut-on hésiter entre l'insécurité bactériologique mortelle et la sécurité financière ? Le service public est-il une garantie de sécurité ? Autre constat : les directives ministérielles scientifiques souvent tardives ne sont pas strictement suivies dans le labyrinthe des "experts", des "décidants" et des "produisants", même si le but des directives est d'éviter des morts ? Ne s'en était-on pas déjà aperçu ? Les Tribunaux essaieront de déterminer les responsabilités des auteurs des dysfonctionnements à l'origine des décès ; ils révéleront des réunions en cascade sans conclusions claires, sans comptes-rendus et les classiques conflits d'intérêts personnels entre les détenteurs des signatures, s'ajoutant à des savoirs révélant des lacunes sur la contagion microbienne. Si l'épidémie de SIDA s'était produite avant la découverte à la fin du siècle dernier du préservatif en latex, les homos sapiens auraient pu disparaître de la planète. Les organisations humanitaires éviteront-elles le pire dans les pays pauvres ?

- 1983 - En vingt ans d'Ecole de cadres. 3 200 DIPLÔMES.

Au vingtième anniversaire de sa création, l'Ecole de cadres de l'AP à Paris a préparé à leurs responsabilités de chefs d'équipes soignantes et enseignantes : 2 450 surveillantes et surveillants des services médicaux, 90 techniciens surveillants et surveillantes de laboratoire et de radiologie. Ainsi que 590 monitrices d'écoles d'infirmières et de cadres. Elle forme en sessions de perfectionnement chaque année 50 surveillantes nommées par inscription au tableau d'avancement et assure la préparation des candidats à ses concours d'entrée. Objectifs atteints quantitativement mais aussi en capacités professionnelles.

- 1984 - Envol des flux financiers. DOTATION GLOBALE.

Pour freiner l'envol de la hausse des cotisations sociales, le gouvernement plafonne le budget du secteur public qui provient comme celui du secteur privé à 70% de l'assurance maladie : il substitue au remboursement à l'acte jugé inflationniste, une dotation globale correspondant en pratique à une reconduction de la dotation de l'année précédente augmentée de la hausse du coût de la vie. Fin donc de la relation : nombre de journées de malades et d'actes médicaux modulant les recettes hospitalières . Ce qui se traduit dans la pratique à l'AP à Paris comme dans tous les établissements par une dotation budgétaire annuelle plombée car plafonnée, attribuée à chaque unité opérationnelle. Compression budgétaire que l'AP à Paris doit réaliser sans nuire à la sécurité du soin, aux progrès des sciences de la santé et en maintenant prioritairement la qualité du séjour ainsi que l'emploi. Les économies portent sur tous les coûts et sont entre les mains de l'ensemble du personnel médical et non médical qui doit organiser toutes ses activités en s'interrogeant sur leur pertinence ; médecins et surveillantes se battent pour leur service. Effort collectif éclairé par la formation. Un élément est-il suffisamment pris en compte ? Certains services débordent de "clientèle", d'autres sont moins connus ; comment ne pas bloquer l'activité des équipes très attractives ? Le corps médical veille à ce que les dépenses générées par des activités de l'AP à Paris pour lui non prioritaires ne viennent obérer les crédits des services médicaux.

- 1984 - La recherche paramédicale et sociale. NOMBREUX TRAVAUX À L'AP À PARIS.

Comme les médecins, les directeurs, les paramédicaux et travailleurs sociaux publient. Parallèlement à la recherche médicale notamment biologique, chirurgicale, génétique et pharmacologique, aux travaux sur le management hospitalier effectués par les directeurs et spécialistes universitaires, se développe la recherche technique, sociologique et pédagogique menée par les professionnels de la santé et du travail social. Faisant l'objet de thèses, mémoires et publications des étudiants et professionnels. Nombreux documents publiés par les magazines spécialisées ou non, diffusés par les bibliothèques et lors des réunions de rencontres professionnelles : colloques, séminaires, congrès, journées, tables rondes, expositions thématiques ou centrées sur une profession médicale, paramédicale ou sociale Tous travaux dont les mises en évidence, les conclusions sont intégrées dans les formations initiales et continues.

- 1985 - La sécurité du soin sous contrats d'objectifs. LE SERVICE INFIRMIER.

Est créé dans chaque établissement un service infirmier et de nouveaux grades, un cadre infirmier(ère) supérieur (CSI) formé au management et à la pédagogie. Ce sont les animateurs du développement des services et des écoles. Ils planifient leur action à partir de contrats d'objectifs. A été publié un Guide infirmier national. Les médecins chefs des services et des unités fonctionnelles sont responsables des projets et des résultats, le pilotage étant partagé avec les cadres infirmiers ou médico-techniques et avec le personnel au sein de comités et conseils de service. Réforme avalisant en les structurant les modes de gestion organisés et planifiés mis en place dans les unités de production de l'AP à Paris. La direction centrale et les directions locales du service infirmier ainsi que la présidence de commissions sont confiées à des infirmières générales. En 1989, les directrices d'écoles d'infirmières et de cadres ont accès aux fonctions d'infirmières générales et inversement.

- 1985 - Infirmières. POSTES POURVUS A 100% À L'AP à PARIS.

L'AP à Paris regroupe alors 33 000 lits répartis en 50 établissements et réalise 10 millions de journées d'hospitalisation. Les hôpitaux de moyen et long séjours représentent 40% du capital lits. Quelques salles communes n'ont pas encore été supprimées. Des unités de soins palliatifs sont créées. Sur un effectif de 65 000 agents non médecins, 17 000 sont titulaires d'un diplôme d'Etat de qualification médico-technique et médico-sociale nationale, non compris les aides-soignants. Les postes d'infirmières sont pourvus à 100%, des listes d'attente de recrutement sont établies. Confirmant l'identité et les responsabilités de l'infirmière à l'égard des personnes soignées et de ses confrères, un Code déontologique de la profession est publié. Un nouveau listage des actes relevant de la profession est élaboré.

- 1985 - Elèves infirmières. PÉNURIE EN ÉCOLES.

Une réforme nationale du mode de sélection à l'entrée entraîne une forte baisse imprévue des candidatures dans toutes les écoles d'infirmières en France. Les 20 écoles de l'AP à Paris n'accueillent que 1700 élèves contre 2800 en 1982. Sur les 85 % d'élèves terminant leur scolarité, 35% ne prennent pas de poste à l'AP à Paris, changent leur orientation professionnelle ou repartent exercer dans les régions dont elles sont originaires. D'où, à partir de 1988, un retour à la pénurie nationale d'infirmières. Le principal critère de choix d'une affectation par les diplômées demeure la haute technicité du service. Les établissements de gériatrie de grande banlieue aux moyens de transport peu fréquents sont à nouveau les premiers en difficulté.

- 1985 - Unités de valeurs capitalisables. FORMATION CONTINUE MODULAIRE.

Les équipes enseignantes font en permanence leur audit. Le bilan pédagogique des actions de formation continue assurées par le CFCPH fait apparaître deux besoins bien connus dans l'histoire de la formation de l'AP à Paris depuis l'internat, le "donnant donnant" : la nécessité de contrôler les acquis et de les rendre promotionnels donc motivants, chaque fois que possible. La première mesure allant en ce sens en matière de formation continue est la création d'unités de valeurs capitalisables acquises progressivement sur épreuves de contrôle ouvrant l'accès à l'école de cadres. La formule laisse à chaque participant à un perfectionnement doté d'une unité de valeur, un choix parmi plusieurs thèmes proposés et du temps pour atteindre son objectif : entrer à l'Ecole de cadres. L'organisation d'actions de formation continue longue proposée en modules capitalisables ne cessera de se développer.

- 1985 - Plans directeurs de l'AP à Paris. PERFECTIONNEMENTS ANTICIPANT LES CHANGEMENTS.

Les formations initiales et continues hospitalières sont une réponse aux besoins de la population qui veut être bien soignée ainsi qu'à ceux du personnel qui désire se promouvoir en grade. Elles préparent les professionnels à exercer dans l'hôpital d'aujourd'hui mais aussi dans celui de demain. Elles accompagnent chaque fois que possible les changements, les évolutions programmées en perspectives ; notamment, les besoins médicaux et médico-techniques des secteurs évoluant (maladies sexuellement transmissibles, sectorisation psychiatrique, urgences, gériatrie, greffes d'organes, etc...).

- 1985 - Développement de la médecine du travail. SPÉCIALISATION DES PRATICIENS L'ASSURANT.

Décrets modifiant les dispositions du code du travail relatives aux Comités d'hygiène, de sécurité et des conditions de travail et au fonctionnement des services médicaux du travail dans les établissements hospitaliers publics. La dénomination de "ressources humaines" est progressivement substituée à celle de personnel. La loi du 16 juillet 1984 fait obligation notamment aux médecins de santé scolaire et aux médecins du travail de suivre une formation initiale et continue adaptée à la pratique des examens médicaux.

- 1986 - Fin de la confusion légale des tâches soignantes à l'hôpital. CHACUN SA QUALIFICATION.

Tous les emplois paramédicaux de soignants, techniciens et aides, ceux de la pharmacie et du secteur social sont maintenant réglementés par le code de la santé et par le statut de la fonction publique hospitalière faisant l'objet de la loi du 9 janvier. La confusion des tâches entre professions, expliquable jusqu'ici par la pénurie, la tradition, voire les droits acquis, n'est plus justifiable. Dans les hôpitaux publics, seules les infirmières diplômées d'Etat peuvent désormais effectuer les actes infirmiers et déléguer aux aides-soignants sous leur contrôle les tâches relevant de leur rôle propre. Le principe ancestral du commandement hiérarchique exigeant obéissance inconditionnelle au supérieur, intègre la notion de qualification ; les surveillantes ne peuvent plus confier aux aides des actes infirmiers. Création d'un Conseil supérieur de la fonction publique hospitalière.

- 1986 - Le capital formation de l'AP à Paris. 40 ÉQUIPES FORMATRICES-PRATICIENNES. 285 ACTIONS DE PROMOTION ET DE PERFECTIONNEMENT.

L'AP-HP, grand centre de formation initiale et continue européen fait maintenant fonctionner en formation initiale 35 écoles d'infirmières, de techniciens et de cadres et 40 centres de formation d'aides-soignants. Prépare à leur profession 8 000 élèves et étudiants.

Le plan central de formation continue professionnelle et culturelle comprend 285 actions suivies par 27 000 agents non médecins. La formation initiale et continue assurée en symbiose pédagogique théorie-pratique avec les organismes de formation les plus qualifiés, la pratique revenant à l'AP à Paris, est à l'origine de tous les développements du grand service public communal, de sa rationnalité scientifique, éthique et économique.

- 1987 - Enseignement des premiers secours d'urgence. CESU DANS LES SAMU. PERMANENCIERS.

La législation sanitaire s'étend. En 1986, les SAMU départementaux sont officiellement investis de la responsabilité de régulation de l'urgence médicale. La fonction de permanencier est créée. L'AP-HP prend en charge la formation des personnels des SAMU dans les Centres d'enseignement des secours d'urgence (CESU). SAMU des départements 75 (Necker-Enfants malades), 92 (Raymond Poincaré), 93 (Avicenne) et 94 (Henri Mondor). En 1987 est organisée l'aide médicale d'urgence ; sont créés des Comités départementaux d'aide médicale urgente et organisés les transports sanitaires. En 1991 est réorganisée la formation aux secours d'urgence. Et en 1994 est créé un certificat de formation aux activités de premiers secours. Les services rendus par leur SAMU font la fierté des parisiens et les sécurisent.

- 1987 - Techniques administratives. CENTRE DE FORMATION CONTINUE DE LA FILIÈRE ADMINISTRATIVE (CFTA).

Comment rester bon gestionnaire ou secrétaire alors que les techniques et méthodes de son travail changent ? Si la pratique médicale s'appuie sur des règles scientifiques et déontologiques, les activités administratives mettent en oeuvre des règles de droit et d'éthique relationnelle. Ces règles sont maintenant appliquées selon des démarches et procédures nécessitant l'usage de technologies électroniques et informatiques. Connaissances que chacun doit posséder selon son profil de poste. Et les mettre à jour en permanence. En vingt ans le volume du Code de la santé a presque doublé et toutes les technologies ont changées, ce qui a entraîné une extension des effectifs du personnel administratif. Création à la Salpêtrière d'un Centre de formation aux techniques de management et de gestion administrative (CFTA). Il prend en charge et développe l'organisation modulaire ou non des préparations à tous les concours et examens promotionnels des filières administratives. Ainsi que tous les perfectionnements, stages d'intégration, adaptation aux emplois, connaissance des règles de droit, en particulier financières, des méthodes et techniques de travail personnel et en équipe, animation des groupes, etc...

- 1987 - Pôles d'activités. CHEFS D'UNITÉS, COORDONNATEURS ET CONSULTANTS. RÉSEAUX INTERDISCIPLINAIRES.

Cent ans après leur découpage en services médicalement indépendants, les hôpitaux sont restructurés en réseaux coordonnés entre unités de soin, d'examens biologiques et de technologies. La coordination sera cependant plus difficile à réaliser que l'isolement. La loi du 24 juillet définit le statut et les responsabilités des chefs d'équipe médecins, pharmaciens, biologistes ou odontologistes. Ils sont assistés par un cadre paramédical ou par une sage-femme. Les services peuvent comporter plusieurs pôles d'activité et être en tout ou partie regroupés en départements placés sous la responsabilité d'un coordonnateur assisté par une sage-femme ou un cadre paramédical. Toutes mesures entraînant l'extension des emplois "cadres". Les praticiens hospitaliers, chefs de service-professeurs des universités peuvent poursuivre leur activité au delà de la limite d'âge de 65 ans en tant que consultants.

- 1988 - Un fonds national de prévention. DIMINUER LES RISQUES ET LEUR COÛT.

Création par la Sécurité sociale d'un fonds de prévention des maladies (dépistage du cancer, vaccination des personnes à risque, campagnes de prévention de la santé). L'aspect financier n'est pas étranger à la décision. Etre malade n'est pas seulement le problème des personnes atteintes mais aussi celui de la communauté finançant une grande partie de la dépense. Eduquer et informer pour éviter les affections, c'est en plus, préventivement diminuer le coût de la maladie donc des prélevements sociaux. En 1989, est créé un Comité interministériel de lutte contre la drogue et les toxicomanies. En 1991, sont imposés des moyens de lutte contre le tabagisme et l'alcoolisme, renforcé le contrôle de l'eau et des produits alimentaires.

- 1989 - Recherche des bonnes pratiques. ÉVALUATION, VIGILANCE.

Création au plan national d'une Agence pour le développement de l'évaluation médicale (ANDEM). Objectifs pédagogiques : rechercher avec les professionnels les bonnes pratiques du prescripteur médical, celles de tous les soins des plus simples aux plus pointus sans surdimensionnement ni insécurité, établir des normes de référence. La politique de rigueur de l'AP-HP principal axe de ses processus de gestion est accompagnée par une active formation continue sensibilisant aux conséquences du surcoût, qui, par ailleurs, ne peuvent échapper aux organismes de contrôle spécialisés : Cours des comptes nationale et régionales et Comités d'examen des comptes de la Sécurité sociale, notamment. Mise en place de procédures de vigilance dans les domaines à haut risque, en particulier, l'hygiène hospitalière. L'AP à Paris se dote d'une Délégation aux évaluations médicales.

- 1989 - Toujours plus d'humain et de social. DES CONCILIATEURS.

Ethique, déontologie et clientèle sont parmi les principaux thèmes de réflexion des formations initiales et continues. Une grande partie des plaintes de malades porte sur l'accueil, les attentes, la non information, révélant des déficits en comportement relationnel ainsi que de savoirs juridiques. En 1989, l'AP-HP fait appel à des conciliateurs médicaux pour écouter les auteurs des plaintes et leur apporter les informations utiles. La crainte du risque de plaintes, même infondées, n'est pas sans effet tant sur la qualité du soin, notamment sur la sécurité infectieuse et anesthésique et sur l'amélioration de l'information donnée aux patients et aux familles. La fonction de direction est de prévoir par une bonne organisation contrôlée tous les risques susceptibles de provoquer des hiatus dans tous les moyens techniques et humains de fonctionnement de leur établissement, sans risque accidentel qui ne peut être qu'un risque zéro. En 1996, le législateur intervient pour créer des Commissions de conciliation.

- 1989 - Trop de réunions ? "RÉUNIONITE" ?

Informer, transmettre des décisions, recueillir des points de vue, réfléchir ensemble, décloisonner, confronter les expériences se fait en réunion. Tout ce qui fait problème ou est susceptible de le devenir entraîne le recours à des groupes de travail (comités et commissions et conseil) formels ou informels, catégoriels, pluricatégoriels, nationaux, locaux, spécifiques, de service, d'hôpital, d'entreprise et interentreprises, composés de personnes qualifiées, si possible concernées ; les bulletins de vote démocratique ne garantissent pas les savoirs scientifiques des élus. Les réunions sont des contre-feux à la spécialisation et à la parcellisation des savoirs. Les pages des agendas des cadres supérieurs, des cadres et du personnel généraliste ou spécialiste, sont remplies de dates de réunions, si bien qu'une nouvelle pathologie maniaque serait entrée dans les entreprises : "la réunionite" obligatoire ou spontanée. Ce mode de fonctionnement par consultation nécessite la formation à la conduite de réunion-action des étudiants et plus encore celle des formateurs. Les sages émettent des avis, les responsables politiques et administratifs signent des textes, disent la loi, réglementent, les juges punissent mais c'est aux professionnels de terrain que revient la réalisation pratique des changements dictés par la sécurité scientifique du soin, avec ou sans lois. D'où l'obligation professionnelle d'une rigoureuse qualification permanente.

- 1989 - L'atout majeur de l'AP à Paris. ELLE FORME LES PROFESSIONNELS À LA CAPACITÉ DE FORMATION.

La force de l'AP à Paris est d'être à la fois un organisme de soin et une grande entreprise de formation initiale et continue maniant les méthodes pédagogiques évolutives avec une expérience bicentenaire. Un grand nombre d'agents ont une double qualification à la fois de praticien et d'enseignant. Elle régule, accompagne en permanence ses projets de réorganisation par des actions pédagogiques afin de pouvoir passer de pratiques périmées à d'autres pratiques. Les cadres supérieurs et cadres des écoles mais aussi ceux des services médicaux, soignants, techniques, ouvriers et administratifs effectuent en commun un travail jamais achevé, réexaminant, remodelant les outils de formation, leurs objectifs, les "prérequis", la construction des séquences, le tutorat, l'évaluation, méthodes qu'ils utilisent dans leurs pratiques quotidiennes en les expliquant aux formés.

- 1990 - Les droits de l'enfant. UN ÉCHÉANCIER MONDIAL.

40% des habitants de la planète n'ont accès ni à l'éducation ni aux soins préventifs et curatifs. Publication par l'ONU d'une Convention des droits de l'enfant signée à New York le 26 janvier. 75% des décès dans le monde (dont 20% d'enfants de moins de 5 ans) sont des morts prématurées occasionnées par des fléaux sociaux. D'où l'extension des organismes humanitaires groupés en unions et fédérations luttant avec la Croix Rouge internationale et l'ONU (OMS, UNICEF) contre les fléaux sociaux endeuillant le monde. Le plan stratégique de l'UNICEF vise à la couverture généralisée des maladies vaccinables et à réduire avant l'an 2 000 de 50% le nombre des victimes de la dénutrition. L'AP à Paris a vocation à participer au secours médical international.

- 1990 - Revue AP Magazine. ET JOURNAL D'ÉTABLISSEMENT.

Chaque établissement commence à éditer son journal. L'AP-HP améliore à nouveau la présentation de sa revue. Toute l'actualité y est abordée en termes de santé publique, de but de l'hôpital, de malades, de professions, de transformations. L'écrit n'appartient plus aux seuls journalistes et médecins, le personnel écrit. Le journal est devenu un moyen de cohésion sociale par l'information, rôle que remplit également son Musée historique. Presque tous les articles concernent le personnel, son travail, son statut. Sont également diffusés les expériences et les modèles de changement transposables. Tous les établissements ont créé leur journal d'entreprise ainsi que la direction centrale de la politique médicale (Flash). L'information passe également par des journées professionnelles techniques, scientifiques, généralistes ou spécialisées (salon infirmier, etc...). Mais la lecture des abondants documents et la visite de salons suffisent-elles à entraîner une amélioration de l'existant ? Qui exploite les projets diffusés ?

- 1990 - Recherches et essais. SOUS CONTRÔLE. CENTRES DE RECHERCHE, LIEUX DE FORMATION.

L'AP-HP s'est dotée d'une Commission de recherche thématique et d'essais au sein de sa Commission d'établissement ainsi que dans chacun de ses hôpitaux. Le principal organisme de recherche médicale en France est depuis 1955 l'Institut national de la santé et de la recherche médicale (INSERM) composé à l'AP de 90 unités intégrées. Auxquelles se sont ajoutées 14 unités dépendant du CNRS (Centre national de la recherche scientifique). Des accords sont également passés avec de nombreux organismes, de statut public ou associatif. L'objectif poursuivi par l'AP-HP est de participer par la recherche à l'amélioration de la qualité du soin. L'AP-HP anime depuis 1994 la Délégation régionale à la recherche clinique. Les centres de recherche sont des lieux de formation à la méthodologie.

- 1990 - Protection des personnes. ÉTHIQUE BIOMÉDICALE. DOSSIERS.

S'étend la médecine prédictive et d'identification génétique. En 1987 ont été organisées la médecine et la biologie de la reproduction et a été créée une commission spécialisée. Est renforcée en 1988, la protection due aux personnes se prêtant à l'expérimentation afin de leur assurer : "dignité, sécurité et dédommagement en cas d'accident ou incident". Au plan des soins, le praticien qui a dispensé les soins est garant pour ce qui le concerne de la qualité des informations qu'il transmet à ses confrères et aux médecins de famille. L'AP-HP a créé des comités consultatifs de protection des personnes et une Délégation à la recherche clinique faisant appel à plus de 600 experts. Le début de l'épopée moléculaire, de l'élaboration de la cartographie génétique humaine, fait naître l'espoir de nouvelles thérapeutiques agissant sur les gènes responsables de maladies. Le risque est grand pour chaque personne d'être victime de "vols informatiques" d'informations "personnelles" fragilisantes que les assureurs et les employeurs, par exemple, souhaitent connaître. L'hôpital doit protéger ses malades, rendre rigoureux le secret des dossiers. En 1992, il est fait obligation au médecin de constituer un dossier pour chaque malade auquel est joint le dossier infirmier s'il en existe un.

- 1991 - La dépense. MÉCANISMES COMPTABLES ANALYTIQUES, ÉCOLE MÉDICALE DE MANAGEMENT.

Les chefs de services et responsables d'unités médicales ou biologiques sont devenus avec la collaboration des cadres hospitaliers de véritables chefs d'entreprise. Pour leur perfectionnement scientifique, ils ont à leur disposition de nombreux moyens. Le Service de la formation continue du personnel médical de l'AP-HP leur propose des formations en gestion hospitalière et en économie de la santé. Sous la poussée des coûts de l'hôpital, l'AP-HP ouvre en partenariat avec l'Ecole des Mines et l'Université Paris VII, une Ecole de management pour les médecins des hôpitaux (EMAMH). Cette formation aborde en modules la gestion, l'économie de la santé et le management des hommes et des projets.

- 1992 - L'hôpital Centre de santé. PROJETS "PRATIQUES".

Les établissements de soin perdent "juridiquement" leur nom venu du latin et se rapportant à leur fonction d'hébergement. Ils prennent celui de centres de santé tandis qu'est développée la collaboration coordonnée : public-privé. Sont publiées de rigoureuses règles d'encadrement renforçant le contrôle ministériel de chaque centre (autorisations préalables, bilans, etc...). Chaque équipe d'hôpital : unité fonctionnelle, service, département et fédération, est un lieu d'expression du personnel. Les conseils de service et département déterminent leurs objectifs. Projets acceptés ou redessinés. Les résultats obtenus sont évalués. Ce dispositif permet d'espérer la disparition progressive des barrières notamment dans les relations entre les services médicaux et non médicaux au sein de chaque établissement. Est renforcé le contrôle du système de santé par des commissions consultatives informant les autorités politiques et administratives. On est très loin du directeur général de 1849, grand patron de l'AP à Paris n'ayant à consulter qu'un conseil de surveillance s'évertuant à l'approuver. Création de Commissions régionales de l'évaluation médicale ainsi que de commissions d'activités libérales et d'un Haut comité hospitalo-universitaire. Le réseau AP-HP fait d'établissements de proximité cesse d'être mis au pilori pour son "gigantisme retardant tout" ; deviennent à l'ordre du jour les termes de "fusion, regroupement, complémentarité, communauté, transfert, partage" (le partage étant aussi celui de l'argent de la Sécurité sociale) en vue d'un accès égalitaire de la population aux soins sur des critères difficiles à établir.

- 1992 - Une politique sociale du personnel. CONDITIONS DE TRAVAIL, NOUVEAUX MÉTIERS.

Le mécontentement des médecins et du personnel toujours larvé et prêt à éclater à l'égard de leur employeur l'AP-HP n'est-il pas contagieux, ne se transmet-il pas aux malades et dans les établissements d'enseignement, aux étudiants ? Médecins, personnel, malades et étudiants ne souhaitent-ils pas moins de réponses "fictives" ou de non réponses ? En 1991, l'Administration générale de l'AP à Paris, premier groupe de santé mondial depuis 1801, prend officiellement le titre d'Assistance publique-Hôpitaux de Paris (AP-HP) qu'elle utilise depuis plusieurs années et qui situe mieux son rôle centré sur le soin médical préventif et curatif, la recherche et la formation. Elle continue à développer sa politique sociale des ressources humaines : amélioration et facilitation des mutations, crèches, logement, horaires et conditions de travail, aide sociale, etc... Ainsi que la recherche prospective de l'incidence de l'évolution des activités hospitalières sur les profils de postes et la création de nouveaux métiers. Elle intensifie ses actions de promotion professionelle. La lecture de son développement se fait à travers son Projet d'établissement élaboré selon les modalités édictées par la loi hospitalière du 31 juillet 1991 et le décret d'application du 2 octobre 1992. En 1996, elle élaborera un projet AP-HP d'évolution des soins infirmiers 1996-2000.

- 1992 - Les études d'infirmières portées à trois ans . EN INSTITUT DE FORMATION (IFSI).

Chaque Ecole d'infirmières en France prend le nom d'institut de formation en soins infirmiers (IFSI). Les études en soins généraux et en psychiatriques sont fusionnées. La durée de la formation est portée de 33 mois à 3 ans. Il existe en France 314 IFSI formant des promotions annuelles de 1 500 étudiants (contre 2 200 en 1975). L'AP-HP fait, pour ce qui la concerne, fonctionner 23 IFSI. Les équipes enseignantes participent aux actions de formation continue propres à leur établissement et assurent la formation des aides-soignants. La modeste école de 1878 est devenue par son évolution progressive un centre culturel maîtrisant non seulement les contenus mais aussi les pratiques et toute la méthodologie de l'apprentissage qui change avec les générations.

- 1992 - Sécurité en tous domaines. EXIGE FORMATION CONTINUE.

La sécurité à l'hôpital demeure la principale raison d'être des perfectionnements promotionnels ou non. Tous les actes notamment à risques sont codifiés par les enseignants ainsi que les méthodes d'apprentissage. Pour faire prendre conscience des dangers que présentent les grands fléaux sociaux, le ministère fixe des règles à observer. En 1988 est règlementée au plan national la surveillance (et la prévention) des affections nosocomiales. En 1993 est créée une Agence du médicament (pharmacovigilance). En 1994, est instituée une Agence française du sang (vigilance de la sécurité transfusionnelle) et un Etablissement français des greffes. De même est renforcé le contrôle de la sécurité des produits de consommation alimentaire et est institué un barrage aux multiples dangers de la civilisation industrielle. Ainsi que la sécurité des personnes et des biens. Toutes questions impliquant hautement l'AP-HP qui développe ses structures administratives et scientifiques consultatives centrales et locales spécialisées, créant, notamment une Direction de la prospective et de l'information médicale et une Direction du Service des soins infirmiers. Objectif principal des actions de perfectionnement : tous les gestes de tous les professionnels doivent être conformes aux données scientifiques et éthiques et conformes au respect de la législation.

- 1993 - L'infirmière formatrice et éducatrice. SELON SON STATUT.

La loi du 16 décembre redéfinit le statut juridique des infirmières, précise leurs devoirs envers les patients et la déontologie de relation avec leurs confrères. La liste des actes infirmiers est mise à jour ainsi que les modalités d'exercice professionnel. En matière de formation, il appartient, notamment, à l'infirmière d'instruire ses collaborateurs des règles du secret professionnel et de leurs obligations. Elle propose, organise ou participe aux actions de formation initiale et continue. Elle participe aux actions de prévention, d'information et d'éducation en matière de santé ainsi qu'à la recherche. En 1992, la durée hebdomadaire du travail est fixée dans les établissements sanitaires et sociaux à 39 heures. Les congés annuels du personnel sont portés à 5 semaines. En 1993, les équipes de nuit travaillent 35 heures.

- 1995 - Missions accrues pour l'Ecole de cadres. FORMATION DE TOUS LES PROFESSIONNELS PARAMÉDICAUX ANIMATEURS D'ÉQUIPES.

Depuis 1962 l'Ecole de cadres a beaucoup grandi : est-ce la fonction cadre qui a fait se développer l'école ou l'école qui a fait se développer la fonction cadre ? A noter que la responsabilité relationnelle et gestionnaire d'animateur d'équipe de travail s'est implantée dans toutes les activités professionnelles et non exclusivement dans le secteur hospitalier. La formation est liée aux caractéristiques, au profil de la fonction. Le décret du 18 août ouvre l'accès de tous les professionnels paramédicaux à un diplôme "cadre de santé" se substituant aux multiples diplômes spécialisés créés depuis 1958. Il articule des logiques techniques différentes qui gardent leur spécificité avec des méthodes d'organisation et leur volet comportemental ; les méthodologies sur lesquelles repose la fonction sont les mêmes dans toutes les activités. L'école de l'AP-HP étend son rôle à la formation des chefs d'équipes psychomotriciens, orthophonistes, orthoptistes, pédicures-podologues, diététiciennes, ergothérapeutes et kinésithérapeutes. A la fin du siècle, elle assure la formation initiale et continue, en modules communs et spécifiques, des personnels "cadres" appartenant à dix professions hospitalières distinctes. Elle est le principal élément de l'unité professionnelle de l'AP-HP.

- 1995 - Les urgences. ACCUEIL IMMÉDIAT, SÉCURITÉ.

Publication de normes ministérielles définissant l'organisation des services d'accueil des urgences (SAU) de proximité et des urgences spécialisées. Depuis 1990, l'AP-HP a engagé un effort considérable d'amélioration des services d'urgence, par l'adaptation des locaux, des moyens en personnel médical, la présence permanente de médecins "seniors", de personnel infirmier, d'assistantes de service social. Généralisation des lits de courte durée dits de porte et de post-porte, création d'équipes mobiles. L'AP- HP insère dans ses structures une mission : "Accueil, séjour des malades" ainsi qu'un Bureau de relation avec le public et les parlementaires. L'un des sept engagements du "Projet AP HP 2000" porte sur la qualité d'accueil des malades venant consulter en urgence, l'un des principaux rôles de la médecine hospitalière. Nous l'avons vu tout au long des grands moments situant les progrès en santé, la difficulté est toujours de passer de la théorie à la pratique ce qui n'est plus une question de textes et d'experts mais de praticiens animateurs des équipes de travail.

- 1995 - Degré de satisfaction des malades. 90% POUR LES SOINS MAIS 63% SEULEMENT POUR L'INFORMATION.

La société s'interroge : pourquoi pas 100% de satisfaction exprimée par les malades sur l'hôpital ou un chiffre très proche y compris dans le domaine de l'information ? Le législateur protège pourtant le malade, construit l'hôpital pour lui, d'où viendrait la rétention de l'information ? Tentons quelques hypothèses : le malade paie ses soins à une caisse anonyme et non à ses médecins, les honoraires versés ne sont-ils pas au delà de la rémunération un remerciement réciproque favorisant l'information? Le manque de temps ? La gravité de la pathologie ? La persistance du malade d'hôpital, objet de soins ? Le secret professionnel ? "Chacun a droit au respect de son corps" dit le Code civil. En 1983 a été créé un Comité consultatif national d'éthique pour les sciences de la vie et de la santé. En 1994, trois lois précisent comment s'applique ce principe en matière de recherche (notamment avec recours à l'informatique), lors d'études génétiques, du diagnostic prénatal, de l'assistance à la procréation, de prélèvements et de greffes d'organes. Elles fixent les sanctions encourues pour violation de ces règles. Une circulaire ministérielle du 6 mai 1995 actualise la Charte du malade et en 1996, une ordonnance fait obligation aux établissements de mesurer le degré de satisfaction des patients. Globalement, 77 % des patients sont satisfaits des prestations reçues dans les établissements de l'AP-HP ; 90 % sont satisfaits des soins mais 63 % seulement de l'accueil et de l'information principalement lors des d'urgences. D'où les séminaires, colloques, sur la qualité de l'accueil et de la vie à l'hôpital. Il est vraisemblable que le malade doit se sentir peu informé lorsqu'il compare ce que les médecins à l'hôpital lui ont appris sur sa maladie avec l'abondance des écrits et des images que diffusent les médias à l'intention de leurs lecteurs et spectateurs tant par les fictions que par les émissions documentaires.

- 1996 - Le sang à haut risque. L'AP-HP RESPONSABLE DE LA FORMATION.

Les dysfonctionnements de la transfusion sanguine révélés par les victimes du sang contaminé ont entraîné une réforme nationale des modes de récolte, de conditionnement et de distribution des produits d'origine sanguine. Pour la Ville de Paris et le département de Seine-Saint-Denis, la responsabilité transfusionnelle est confiée à l'AP-HP. Son nouvel établissement de la transfusion sanguine

(EST) assure sur contrats d'objectifs médicaux et scientifiques, la collecte, la transformation, le contrôle, le stockage du sang, le conseil transfusionnel et l'hémovigilance. Ses 5 sites hospitaliers fonctionnent 24 heures sur 24. Tous ont une mission de formation à la rigueur absolue des circuits de la transfusion et de leur contrôle scientifique. En 1998 sera créée une Agence française de sécurité sanitaire chargée de contrôler et de surveiller tous les produits de santé au sens large, renforçant la fonction vigilance.

- 1996 - Grande misère, grandes conséquences sur la santé. SAMU SOCIAL MÉDICALISÉ DE LA VILLE DE PARIS.

La précarité, l'absence de domicile, une alimentation insuffisante ont toujours été synonymes de vulnérabilité de la santé. Le social et la maladie sont étroitement liés. Là aussi, la France se dote d'Observatoires de la misère, organismes d'alarme. En 1993 a été créé un Conseil national de lutte contre la pauvreté et l'exclusion sociale. En 1995 sont institués des Comités régionaux et départementaux de l'organisation (à la fois) médicale et sociale. L'AP-HP dispose d'un important maillage de moyens d'intervention en réseau, lui permettant de mettre à la disposition de la population une couverture à la fois médicale et humaine. Ceci dans de nombreux domaines, notamment : dénutrition, contagion, maternité, enfance, pédopsychiatrie, psychiatrie, pathologies chroniques, personnes âgées, soins palliatifs, lutte contre la douleur, handicapés, lutte contre les maladies sexuellement transmissibles, toxicomanies, aide médicale, etc... Elle participe principalement au volet médical de ces activités en collaboration avec les institutions associatives et publiques d'aide aux déshérités. En particulier elle collabore aux activités des équipes mobiles et d'accueil du SAMU social de la Ville de Paris.

- 1996 - Au service de la prévention et du soin. L'AP-HP, c'est 15 000 PROFESSIONNELS MÉDECINS, PHARMACIENS ET ODONTOLOGISTES.

Depuis le début du siècle la population du pays a doublé, atteignant 58 millions d'habitants. 185 000 médecins exercent en

France (dont 50% sont spécialistes) contre 15 000 au début du siècle. L'AP-HP est devenue un grand bassin d'emplois et de carrières médicales. Elle offre des responsabilités à 15 400 médecins. Qu'elle a dans leur grande majorité formés en situation. L'Université et l'AP-HP emploient dans leur structure commune, le CHU d'Ile-de-France, composé de 11 unités de formation et de recherche (UFR), 3 000 médecins hospitalo-universitaires dont 1 000 professeurs-chefs de service. Les non universitaires sont près de 10 000 dont 2 000 praticiens hospitaliers et 7 700 attachés. L'effectif des internes est passé de 150 au début du siècle à 2 500. Sont en stage 2 200 étudiants. Le vingt et unième siècle connaîtra-t-il une telle évolution de la galaxie médicale ?

- 1996 - Le personnel non médecin à l'AP-HP. 71 000 PROFESSIONNELS SOIGNANTS, TECHNICIENS ET GESTIONNAIRES.

Les professions de santé constituent en France la seconde source d'emplois qualifiés après l'éducation. Plus d'un million de professionnels exercent dans ce secteur. Le nombre des infirmières, spécialisées et surveillantes est passé au cours du siècle de quelques milliers de diplômées à 320 000. Les candidatures aux IFSI de l'AP-HP ont doublé en cinq ans, les besoins de l'institution sont couverts. Ce qui peut surprendre, il n'y a plus aucun agent non formé. La catégorie des agents non diplômés, majoritaire au début du siècle, tend à disparaître. L'AP-HP emploie près de 71 000 professionnels (non médecins, pharmaciens et odontologistes). Exercent dans les unités de soins : 44 000 diplômés, ainsi que 1 850 cadres supérieurs et cadres. Les services médico-techniques sont assurés par 5 100 professionnels dont 200 cadres supérieurs. Les travailleurs médico-sociaux sont 950. Les personnels des services de maintenance et d'hôtellerie sont 5 400 dont 360 ingénieurs et cadres professionnels. L'effectif du personnel administratif comprend 9 300 emplois dont 800 cadres et cadres supérieurs.

- 1996 - La formation paramédicale initiale à l'AP-HP. 2 500 DIPLOMÉS PAR AN.

A la fin du siècle l'AP-HP demeure le plus actif centre mondial de préparation aux professions de santé et du travail social. Les directrices et directeurs de ses centres de formation et instituts, sont des cadres supérieurs praticiens possédant une culture pédagogique et gestionnaire étendue et aptes à passer de l'animation d'une unité de production à celle d'une structure de formation initiale ou continue. Le capital formation de l'AP-HP comprend 1 Institut de formation des cadres supérieurs, 1 école de formation des cadres, 24 Instituts de formation en soins infirmers (IFSI), 6 écoles d'infirmières spécialisées et de techniciens, 2 écoles de sages-femmes, 1 Institut de formation au travail social, 4 centres d'enseignement des secours d'urgence (CESU). Il s'y ajoute 5 centres de formation continue.

- 1996 - La formation continue à l'AP-HP. PRIORITÉ ABSOLUE.

L'histoire des Hôpitaux parisiens montre le rôle et la compétence acquise par les médecins et le personnel comme formateurs depuis le XIXème siècle. Les changements ont constamment interpellé la grande communauté médico-sociale ; ils se sont accélérés au lendemain de la guerre de 1870 et au lendemain de la seconde guerre mondiale sans qu'il semble y avoir de rapport entre ces évènements. Les mutations sont encore loin d'être terminées et ne se termineront probablement jamais. Elles doivent être maîtrisées en termes de formation par la mise en application des plans stratégiques prévisionnels dont les résultats sont évalués. La formation répond aux besoins de l'entreprise qui sont ceux de la population. Et à deux attentes des hospitaliers : l'actualisation du savoir et la promotion sociale. En 1996, 83 000 agents de l'AP-HP ont suivi au moins une action de formation continue sur le temps de travail, soit, en temps-formation, l'équivalent de 607 000 journées (ou 4 000 emplois) auxquelles s'ajoutent 6 200 journées de formation des personnes sous contrat emploi-solidarité.

- 1996 - Un nouvel hôpital de référence européenne. L'ENSEMBLE AP-HP BOUGE EN PERMANENCE.

Ajouter un établissenent hospitalier donne une opportunité supplémentaire de repenser le grand ensemble AP-HP afin d'éviter les "doublons" médicaux et de répondre à des besoins nouveaux liés à l'innovation technogique. L'un des points forts de l'AP-HP depuis son origine reste sa dimension. Celle-ci lui permet de penser et de construire ses activités en les répartissant sur le grand site géographique de Paris et de l'Ile-de-France actuellement entre 50 lieux de soin. Chacun d'eux étant l'élément de proximité d'un tout coordonné. Soit un capital d'activités médicales spécialisées composé de services et unités fédérés médicalement. D'où les rééquilibrages possibles, restructurations, modernisations, réaménagements de toute nature y compris de ses services généraux. L'ouverture du centre hospitalier Georges Pompidou dans le sud-ouest de la capitale a des répercutions sur toute l'AP-HP. Elle permet de nombreux redéploiements. L'établissement se veut être un modèle conçu pour l'excellence de son organisation, de la fonction accueil et de la prise en charge des malades. Et bien sûr, c'est un outil de soin équipé de technologies de pointe. Un centre de référence à l'échelle de l'Europe, donc de formation.

- 1997 - Doublons hospitaliers et de prescription. LA SÉCURITE SOCIALE ENDETTÉE, DÉPENSES EN HAUSSE. LA MAÎTRISE PAR L'INFORMATIQUE.

Comment éviter le désastre financier de la sécurité sociale ? Sa faillite redoutable peut-elle être envisagée : ses déficits exigent l'intervention de l'impôt, d'où sa stabilité quoi qu'il arrive ? Au plan social, les gouvernements ne peuvent qu'étendre la couverture maladie plutôt que la réduire. Côté recettes, les rentrées de cotisations ne sont-elles pas obérées par le travail au noir ? Depuis 30 ans, les réformes se succèdent et le trou de l'assurance maladie s'appronfondit. Côté dépense, la qualité du soin est coûteuse. Qui peut mettre un peu de moins financier en supprimant le superflu s'il existe ? Sans mettre en péril la sécurité par des moyens techniques et en spécialistes adaptés. Toutes les dépenses passant par la signature des professionnels médecins et non médecins, est-il possible de détecter, la "surprescription" éventuelle par l'enregistrement informatique et sur carnets individuels de la prescription? D'instituer des généralistes référents comme en Angleterre ? D'éviter les suréquipements ? D'avoir la haute main sur l'argent partout y compris dans le secteur public tout en ajoutant de la qualité et de la sécurité ? L'ordonnance du 24 avril est planificatrice par l'argent. Elle vise au redressement des comptes en évitant les surcoûts notamment dus à une insuffisante coordination entre les prescripteurs en ville et ceux des 3 800 hôpitaux et cliniques existant en France (1 100 publics et 2 700 privés). Elle propose de corriger les sous-équipements et sur-équipements, d'amémiorer les soins de réadaptation, de longue durée, palliatifs, de psychiatrie, etc... Avec pour objectif la sécurité médicale de tous les soins à un coût raisonnable. Cette responsabilité de coordination revient à des structures nouvelles : 24 Agences régionales de l'hospitalisation (ARH). Chargées de répartir entre les acteurs de la santé publique et privée, en concertation avec eux, des enveloppes de crédits puisés dans une enveloppe nationale déterminée par le Parlement. L'objectif est de faire progressivement disparaître les écarts régionaux mis en évidence par les indices de mortalité, les enveloppes étant réparties sur des critères sanitaires et non politiques. Le décret d'application du 29 mai 1997 crée un Conseil national d'orientation des réseaux et filières de soins. L'AP -HP élabore un "projet 2000" situant les objectifs de son évolution maîtrisée. Son application passe par la stratégie dialogue/formation.

- 1997 - La parole plus facile. LE DIALOGUE POUR MÉTHODE.

Jusqu'au milieu des années 1960, le personnel était à l'hôpital comme dans toutes les entreprises, en grande majorité, "tâchiste", "manoeuvre spécialisé" exécutant les ordres des médecins faisant de la médecine et ceux des directeurs faisant de l'administration : dans les deux cas avec l'aide des surveillantes, le tout instrumentalisé, bureaucratisé à l'AP par des protocoles médicaux variables selon les services, des circulaires du directeur général, des conseils de discipline et des pancartes. Le grand bond des sciences de l'homme a secoué le vieux musée moyennageux qu'était devenue ou restée, comme beaucoup de services publics, l'AP à Paris. L'admiration, souvent critique, des auréoles professorales, directoriales et politiques, bien que devenues plus nombreuses, a-t-elle pris un coup de vieux ? Le nombre des agents des "catégories secondaires", personnel de service, simples exécutants, a diminué mais il en reste, la parole est plus facile partout y compris dans les instituts de formation. Le personnel, comme ses malades et les étudiants, est sorti du vieil anonymat de la classification sociale, l'évolution relationnelle se nomme : participation, concertation, réunions formelles et informelles. Par leurs groupements, syndicats et associations, les acteurs et les usagers de l'hôpital font entendre leur voix, leurs besoins. Les cadres et cadres supérieurs sont naturellement les défenseurs de leur emploi, donc de leur entreprise et de sa clientèle, ce qui ne leur permet pas de souhaiter l'immobilisme.

- 1998 - Toujours plus d'argent. PAS DE DÉPENSES REDONDANTES.

Tout doit se faire à l'hôpital comme dans toutes les entreprises publiques et privées au meilleur coût notamment de main d'oeuvre, mais pas n'importe comment. Les outils du travail administratif sont devenus la photocopieuse, le fax, le logiciel, le fichier informatique, voir internet, la calculette, le portable et la réunion. Sur le terrain du coût des soins, le siècle se termine pour l'AP-HP comme il avait commencé : le maître mot reste pour ses gestionnaires : économiser, ne pas gaspiller un seul centime. Pour les cadres administratifs, les crédits budgétaires, les enveloppes, sont leur outil de travail privilégié et la justification de leur pouvoir en dehors de la notation des agents. L'informatique leur permet de travailler plus vite, en temps réel, de suivre les crédits et de correspondre à la minute près. Les cadres savent aussi que les dépenses de l'hôpital se répercutent sur les feuilles de paye, de retraite et d'imposition et sur tous les achats mais d'une manière non perceptible. De plus les dépenses de santé inutiles, s'il y en a, affaiblissent la compétitivité des productions nationales sur le marché mondial en faisant monter leur prix de revient incluant les cotisations, donc leur prix de vente, ce qui peut être facteur de chômage, avoir une incidence sur les exportations moins actives et sur les importations préférentielles de produits moins chers.

- 1998 - Le capital formateur. RICHESSE ACCRÉDITANTE.

Les 50 centres de santé de l'AP-HP se sont tournés vers l'usager exigeant la qualité. L'hyper centre de soin à gestion centrale et locale a développé dans la seconde moitié du siècle pour le personnel son rôle social ainsi que formateur. Un effort est à noter dans la préparation au management participatif des cadres supérieurs et cadres tous responsables de la production y compris les médecins. Ne fallait-il pas amener les équipes de travail à ne pas persévérer dans l'empirisme bureaucratique ancestral, à utiliser les sciences de l'organisation institutionnelle, du fonctionnement des entreprises et de l'Homme, les technologies gestionnaires qui entraient en société ? Mais, le XXème siècle se termine sur beaucoup d'inconnus, de points d'ombre, notamment : quels seront les effets de la concurrence au sein de la grande galaxie de l'offre de soin dépensant toujours plus? L'AP-HP mise une fois encore sur ses dispositifs de formation initiale et continue pour "réguler" ses pratiques, se situer parmi les éléments actifs de la qualité du soin. Organiser l'hôpital, les systèmes professionnels, n'entre-il pas dans ses atouts gestionnaires depuis la création de l'internat en médecine voici deux cents ans ?

- 1998 - Une encyclopédie. DE LA MÉDECINE ET DE LA COMMUNICATION

A la fin du siècle, les axes du projet AP-HP 2 000 orientent l'outil formation vers la maîtrise de tous les progrès scientifiques accrédités et évalués permettant des gains en soin et en santé y compris en relations humaines et qualité du séjour. Sont maintenus les grands thèmes prioritaires de perfectionnement : comportement, relation avec les malades, le personnel et les étudiants, personnes âgées et soins palliatifs, urgences, éthique, samu social, droit médical et déontologie, savoir du management décisionnel de terrain, mécanismes financiers, maîtrise des coûts, etc... Et bien entendu toutes les actions de promotion professionnelle et sociale du personnel. Se poursuit la réflexion permanente sur l'efficacité des formateurs, sur les méthodes d'accès aux savoirs théoriques et pratiques. Les nouvelles techniques de communication interpellent l'AP-HP : tous les professionnels médecins et non médecins sont des usagers de l'information et du courrier électronique. Progressivement dans tous les systèmes de communication et de formation, la messagerie mondiale bouleverse les modes d'accès au savoir, se créent des réseaux planétaires d'hypothèses mais aussi d'affirmations dont les vérités ne sont pas toujours prouvées. L'écran est-il la panacée universelle? Les responsabilités à faire des professionnels restent entières. La qualité de leur savoir appliqué fait de l'AP-HP une encyclopédie grandeur nature d'application du médical, du social, de la gestion évaluative et de la pédagogie active. Son histoire millénaire lui a appris à changer, ce que sa dimension facilite. Les deux points forts de l'entreprise demeurent son offre de tous les soins médicaux préventifs et curatifs spécialisés et coordonnés ainsi que son offre d'emplois sélectifs, de diplômes et de titres aux professionnels de la santé.

BIBLIOGRAPHIE

Les sources documentaires à l'origine de ce livre sont plus particulièrement la mémoire riche en ouvrages, articles et bibliographies que l'AP-HP conserve dans ses Archives historiques centrales en cours d'informatisation (7 rue des Minimes, 75003 Paris). D'autre part, le centre de documentation informatisé de la Salpêrière (Institut de formation des cadres) facilite l'exploitation pédagogique de l'actualité en santé.

ACCART Jean-Philippe, PASTY Nicole : *Les professions paramédicales à l'hôpital*, Berger-Levrault, 1995.

ACKERKNECHT Erwin H. : *La médecine hospitalière à Paris : 1794-1848*, Payot, 1986.

ADMINISTRATION GÉNÉRALE DE L'ASSISTANCE PUBLIQUE À PARIS (Ed.) : *L'Assistance publique en 1900*, 1900.

ADMINISTRATION GÉNÉRALE DE L'ASSISTANCE PUBLIQUE À PARIS (Ed.) : *Cent ans d'Assistance publique à Paris, 1849-1949*, Assistance Publique, 1949.

ALBERTINI Jean-Marie : *Bilan de l'économie française à l'usage du citoyen ordinaire et de quelques autres*, Le Seuil, 1988.

AMBROSI Christian et Arlette : *La France de 1870 à nos jours*, Masson, 1995.

"L'architecture des hôpitaux", in *Monuments historiques*, 1981.

ARLIAUD Michel : *Les médecins*, La Découverte, 1987.

ASSISTANCE PUBLIQUE-HÔPITAUX DE PARIS : *Les greffes d'organes* (Espace éthique), La Lettre, 1996.

AUBY Jean-Marie : *Le droit de la santé*, Presses universitaires de France, 1981.

AUBY Jean-Marie : *Le sang humain et le droit*, Presses universitaires de France, 1997.

BAUMANN Jean, DESMONTS Jean-Marie : *L'Anesthésie*, Presses universitaires de France, 1979.

BENSAÏD Norbert : *La lumière médicale : les illusions de la prévention*, Le Seuil, 1982.

BERTHET Etienne : *Information et éducation sanitaires*, Presses universitaires de France, 1983.

BLUM Jean-Pierre, BORNET Philippe : *Hôpital, mode d'emploi*, Le Rocher, 1988.

BERESNIAK Ariel, DURU Gérard : *Economie de la Santé*, Masson, 1997.

BROUSSOULOUX Claude, BONNIN André : *Le corps humain est-il transparent ?* Robert Laffont, 1985.

CASSEYRE Pierrette, IMBAULT-HUART Marie-José, MOLITOR Bernadette : *De l'image du passé à l'écran du futur 1395-1795-1995*, Bibliothèque interuniversitaire de médecine, Paris, 1995.

CLÉMENT Jean-Marie : *Guide pratique de la fonction publique hospitalière*, Berger-Levrault, 1986.

Code de la Santé publique ; code de la famille et de l'aide sociale, Dalloz, 1997.

Comptes et budgets du Conseil général des Hospices civils de Paris (1803-1848).

DALL'AVA-SANTUCCI Josette : *Des sorcières aux mandarines : histoire des femmes médecins*, Calmann-Lévy, 1989.

DARMON Pierre : *Médecin parisien en 1900*, Hachette, 1988.

Décisions, arrêtés préfectoraux et circulaires portant statut du personnel non médical de l'AP à Paris depuis 1834, Archives AP.

DEGOS Laurent : *Les greffes d'organes*, Flammarion, 1994.

DELAROCHE Jean-Michel : *Les idées reçues en médecine*, Hachette, 1988.

Délibérations du Conseil d'administration de l'AP-HP à partir de 1972, Archives centrales AP.

DEMICHEL André : *Droit médical*, Berger-Levrault, 1983.

DEMICHEL André : *Le droit de la santé*, Les Etudes hospitalières, 1998.

DERVEAUX Pierre : *Les grandes dates de l'histoire de l'Europe depuis seize siècles*, Ed. d'Art Derveaux, 1987.

Documentation contemporaine orientée vers les professions de santé et sociales, leur formation, Centre de documentation de l'AP à Paris, La Salpêtrière.

Documentation historique et contemporaine sur l'AP, Paris, Archives centrales de l'AP-HP.

DORION Georges, GUIONNET André : *La Sécurité sociale*, Presses universitaires de France, 1995.

"Dossier la société du gène : entre rêves et cauchemars", in *Pratiques ou les cahiers de la médecine*, 1998.

DUPUY A. : "De la visite dans les hôpitaux", in *Annales de la Charité*, 1852.

DUPUY Gaston : *Radium, radio-activité, énergie nucléaire*, Presses universitaires de France, 1962.

DUPUY Jean-Pierre, KARSENTY Serge : *L'invasion pharmaceutique*, Le Seuil, 1977.

DUVERGER Maurice : *Les constitutions de la France*, Presses universitaires de France, 1991.

ECOLE D'INFIRMIÈRES DE BLOC OPÉRATOIRE : *Prélèvements et greffes d'organes*, AP-HP, 1997.

ESCANDE Jean-Paul : *Mirages de la médecine*, Albin Michel, 1987.

ESCANDE Jean-Paul : *Médecin, relève-toi !*, Albin Michel, 1998.

ESCOFFIER-LAMBIOTTE Dr. : "La santé des Français" in *Le Monde, dossiers et documents*, 1977.

EXPOSITION. PARIS, HÔTEL DE VILLE : *Paris de Clovis à Dagobert*, Centre culturel du Panthéon, 1996.

EXPOSITION. PARIS, MUSÉE DE L'ASSISTANCE PUBLIQUE-HÔPITAUX DE PARIS : *De l'élixir au génie génétique : deux siècles de sciences pharmaceutiques hospitalières*, 1995.

EXPOSITION. PARIS, MUSÉE DE L'ASSISTANCE PUBLIQUE-HÔPITAUX DE PARIS : *Depuis 100 ans, la société, l'hôpital et les pauvres*, Doin, 1996.

EXPOSITION. PARIS, MUSÉE DE L'ASSISTANCE PUBLIQUE-HÔPITAUX DE PARIS : *La Révolution française et les hôpitaux parisiens*, Musée de l'Assistance publique, 1989.

EXPOSITION. PARIS, MUSÉE D'ORSAY : *L'architecture hospitalière au XIXème siècle : l'exemple parisien*, Ed. de la Réunion des musées nationaux, 1988.

FAGOT-LARGEAULT Anne : *L'homme bio-éthique*, Maloine, 1985.

FREIDSON Eliot : *La profession médicale*, Payot, 1984.

FUNCK-BRENTANO Frantz : *Prisons d'Autrefois*, Flammarion, 1935.

FUX Marie : "Sida, trithérapie, les traitements, l'espoir", in *L'infirmière magazine*, 1997.

GALERANT Germain : *Médecine de campagne de la Révolution à la Belle Epoque*, Plon, 1988.

GALLIEN Louis : *La sexualité*, Presses universitaires de France, 1980.

GOGLIN Jean-Louis : *Les misérables dans l'Occident médiéval*, Le Seuil, 1976.

GORNY Philippe : *L'aventure de la médecine*, J.-C Lattès, 1991.

GORNY Philippe : *Histoire illustrée de la cardiologie*, R. Dacosta, 1985.

GRACIANSKY Pierre de : *Les Maladies vénériennes*, Presses universitaires de France, 1971.

GUTTON Jean-Pierre : *Naissance du vieillard*, Aubier, 1988.

GUTTON Jean-Pierre : *La société et les pauvres en Europe : XVIe-XVIIIe siècles*, Presses universitaires de France, 1974.

HARANT Hervé, DELAGE Alix : *L'épidémiologie*, Presses universitaires de France, 1984.

HAUCOURT Geneviève d' : *La vie au Moyen-âge*, Presses universitaires de France, 1993.

HUSSON Armand : *Etude sur les hôpitaux...*, Paul Dupont, 1862.

Iconographie, photographies, films, documents vidéo, Centre de l'Image de l'AP à Paris.

IMBERT Jean : *Histoire des hôpitaux en France*, Privat, 1982.

IMBERT Jean : *L'hôpital français*, Presses universitaires de France, 1972.

INSERM : *Santé publique et épidémiologie sociale et économique*, INSERM, 1982.

JACQUART Danielle : *La médecine médiévale dans le cadre parisien (XIVe-XVe siècle)*, Fayard, 1998.

JOLLY Dominique : *L'hôpital du XXIème siècle*, Economica, 1988.

KAHN Axel : *Société et révolution biologique : pour une éthique de la responsabilité*, INRA (Sciences en question), 1996.

LE GOFF Jacques, SOURNIA Jean-Charles : *Les maladies ont une histoire*, Le Seuil, 1985.

LEGROS Michel : *Sociologie et santé publique*, Etudes vivantes, 1980.

LEMAIRE Jean-François, IMBERT Jean-Luc : *La responsabilité médicale*, Presses universitaires de France, 1985.

LUCENET Monique : *Les grandes pestes en France*, Aubier, 1985.

LYONS Alberts, PÉTRUCELLI Joseph : *Histoire illustrée de la médecine*, Presses de la Renaissance, 1979.

Mémoires et avis du Conseil de surveillance de l'AP à Paris (1849-1961).

MILLEPIERRES François : *La vie quotidienne des médecins au temps de Molière*, LGF (Le Livre de poche), 1983.

MINISTÈRE DE LA SANTÉ, SERVICE DES STASTISTIQUES, DES ÉTUDES ET DES SYSTÈMES D'INFORMATION : *Editions annuelles des statistiques sanitaires et sociales.*

MINKOWSKI Alexandre : *La Maternité*, Fayard 1982.

MURARD Numa : *La protection sociale*, La Découverte, 1996.

Musée de l'Assistance publique de Paris, Musée de l'Assistance publique, 1981.

NOURRISSON Didier : *Le buveur du XIXème siècle*, Albin Michel, 1990.

PAINE Thomas : *Les Droits de l'Homme*, Ligue des droits de l'Homme, Presses universitaires de Nancy, 1991.

PARAF Pierre : *La France de 1914*, Ed. du Sorbier, 1981.

PAYENNEVILLE Henri : *Le péril vénérien*, Presses universitaires de France, 1965.

PELLETIER André (Dir.) : *La médecine en Gaule*, Picard, 1985.

PERRIN L., SCHOKMEL G., YERLY S. : "Les trithérapies dans l'infection VIH", in *Médecine et hygiène*, 1997.

PIACENTINI René : *Origines et évolution de l'hospitalisation*, Grasset, 1957.

PILLU J. : *L'organisation de l'Administration générale de l'Assistance publique à Paris*, Sirey, 1934.

Plans annuels de formation continue de l'AP-HP 1973-1998.

POROT Antoine et Maurice : *Les Toxicomanies*, Presses universitaires de France, 1996.

R*apport d'activité des Hôpitaux de Paris*, depuis 1973.

Recueil des arrêtés et circulaires de l'AP depuis 1802.

Réglement général sur le Service de santé des hospices civils de Paris (1802-1938).

Revues éditées par l'AP à Paris : *L'Assistance publique* et *L'Aide sociale à Paris* (1957-1973), *AP Actualités* (1973-1989), *AP-HP Magazine* (depuis 1990).

RIVOIRE Jean : *Histoire de la banque*, Presses universitaires de France, 1992.

ROCHE Louis, SABATINI Jean, SÉRANGE-FONTERME Renée, *L'économie de la santé*, Presses universitaires de France, 1997.

RUFFIÉ Jacques, SOURNIA Jean-Charles : *Les épidémies dans l'histoire de l'homme*, Flammarion (Champs), 1995.

SAILLY Jean-Claude (Dir.) : *Dix ans d'avancées en économie de la santé*, John Libbey Eurotext, 1997.

SALOMON-BAYET Claire (Dir.) : *Pasteur et la révolution pastorienne*, Payot, 1986.

Santé de l'homme et environnement : symposium international, Luxembourg, 1988, Ed. Sang de la terre, 1988.

SAUVY Alfred : *La prévention des naissances*, Presses universitaires de France, 1967.

SENDRAIL Marcel : *Histoire culturelle de la maladie*, Privat, 1980.

SENDRAIL Marcel : *Histoire des maladies en Occident*, Privat, Ed. de la santé, 1997.

SOURNIA Jean-Charles : *Histoire de la médecine*, La Découverte, 1997.

TAYLOR Gordon : *La révolution biologique*, Gérard et Cie (Marabout université), 1971.

THIBAULT Odette : *La mort hospitalière*, Chronique sociale, 1987.

THOMAS Lewis : *Une science naissante : carnets d'un médecin*, Inter Editions, 1984.

TOLLET C. : *Les édifices hospitaliers de l'Assistance publique depuis leur origine jusqu'à nos jours*, Paris, 1889.

TROTIGNON Y. : *La France du XXème siècle*, Dunod, 1984-1985.

VAGANEY-TEMPÈRE Colette : *Médecine de la Belle Epoque à nos jours dans le Lyonnais*, Horvath, 1987.

VIAL Robert : *Moeurs, santé et maladies en 1789*, Londreys, 1989.

VIDAL Bernard : *Histoire de la chimie*, Presses universitaires de France, 1998.

VIGARELLO Georges : *Le propre et le sale : l'hygiène du corps depuis le Moyen âge*, Le Seuil, 1987.

VILANOVA Jean : "Lois sur la bioéthique", in *La revue du praticien*, 1995.

VILLEY Raymond : *Histoire du secret médical*, Seghers, 1986.

TABLE DES MATIÈRES

www.ingramcontent.com/pod-product-compliance
Lightning Source LLC
LaVergne TN
LVHW050650051026
849532LV00002B/591